GUA SHA FACIAL

GUÍA COMPLETA PARA UN ESTIRAMIENTO FACIAL NATURAL

Clive Witham

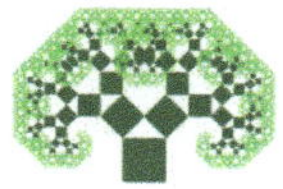

Por el mismo autor

Gua sha: Guia de Auto-tratamiento Completa
Clive Witham
ISBN 978 8 41623 337 3

El Libro de Medicina Oriental
Clive Witham
ISBN 978 8 49910 555 0

Deseo expresar mi agradecimiento especialmente a 嵐 y 桂吾, que han sido colaboradores imprescindibles en la realización de este libro.

Título original: GUA SHA: A STEP-BY-STEP GUIDE TO A NATURAL FACELIFT

Traducido del inglés: Keigo Witham

Diseño de portada: Clive Witham

© 2018, 2021 Clive Witham

© de las ilustraciones: Clive Witham, musculos: URRRA 123RF.com

© de la presente edición: Mangrove Press, clive@komorebi-institute.com

ISBN: 978-1-9168983-0-1

1. INTRODUCCIÓN

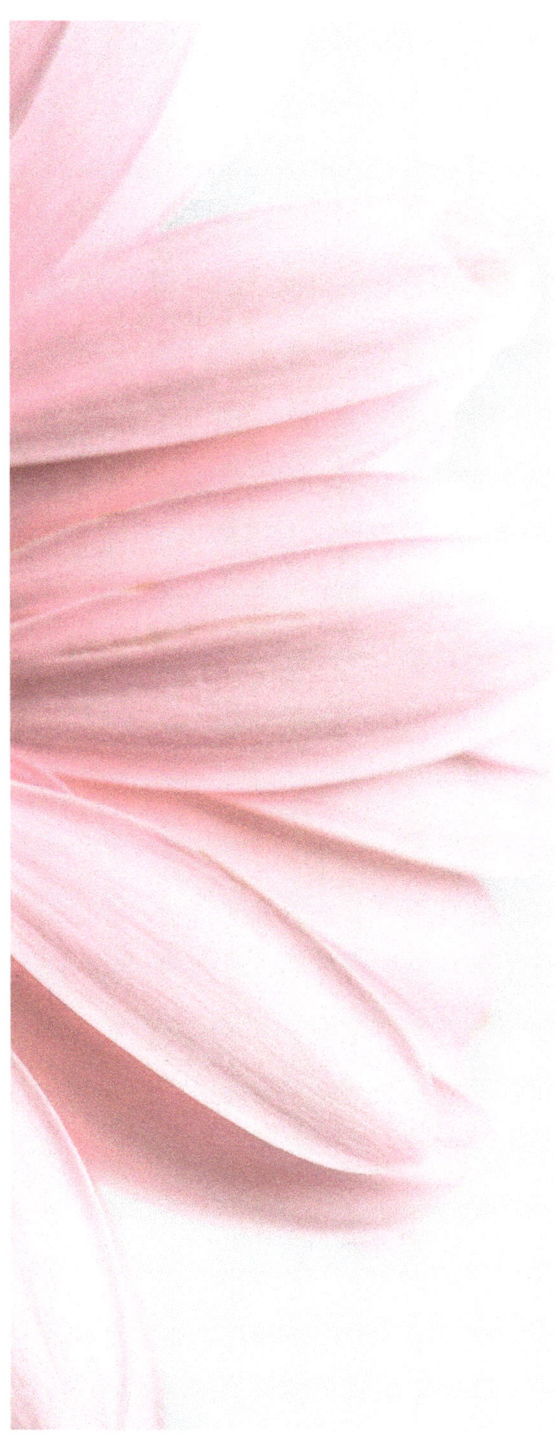

LA BELLEZA ES NEGOCIO

Según la Sociedad Internacional de Cirugía Plástica Estética, cada año se realizan más de 20 millones de procedimientos cosméticos en todo el mundo y el número crece sustancialmente año tras año. Los cinco principales países para tratamientos cosméticos son los Estados Unidos, Brasil, Japón, México e Italia[1].

Dado que el 18% de todos los procedimientos se llevan a cabo en EE. UU., analicemos un poco más la situación allí. Según la Sociedad Estadounidense de Cirujanos Plásticos, de los poco menos de 2 millones de procedimientos quirúrgicos realizados en Estados Unidos, los más populares han sido el aumento de senos, la liposucción, la remodelación de la nariz, la cirugía de párpados y la abdominoplastia.

La mayor parte de este trabajo, se realiza con lo que se denominan «procedimientos mínimamente invasivos» y casi 16 millones de personas se sometieron a lo siguiente: Toxina botulínica tipo A (7 millones), rellenos de tejidos blandos (2,6 millones), peeling químico (1,4 millones), depilación láser (1,1 millones) y microdermoabrasión (700 mil)[2].

Cabe destacar que el 86% de todos los procedimientos se realizaron en personas del sexo femenino. Otro dato interesante es que el 45% de todos los procedimientos realizados en EE. UU. fueron procedimientos repetidos.

Así, con estiramientos faciales de alrededor de $7,000 a $9,000 y tratamientos de toxina botulínica tipo A de entre $200 a $500 la sesión, grandes sumas de dinero están cambiando la forma de la búsqueda de la belleza. Pero más que la asombrosa cantidad de dinero, lo preocupante es el porqué. ¿Por qué tanta gente está tan empeñada en cambiarse el rostro?

LOS EGIPCIOS

La búsqueda de la belleza no es nada nuevo. Es algo que lleva sucediendo desde hace miles de años y con todo tipo de remedios tanto familiares como extraños. Hace cuatro mil años, los antiguos egipcios usaban aceite animal, copos de cobre, sal, tierra, pegamento de peces (eso es gelatina hecha de las vejigas de un esturión, por si se preguntaba lo que era), vinagre, y alabastro para mejorar la textura de la piel[3]. Decidieron que una cara ideal tenía muchos rasgos redondos, como una nariz redonda y corta, una barbilla redonda, una frente inclinada y labios gordos. Un ejemplo clásico de esto es el busto de Nefertiti, esposa del faraón Akhenaton, que fue descubierto en 1912 (véase imagen 1).

LOS GRIEGOS

Mientras que estos rasgos dominaron la representación artística de los Faraones egipcios durante milenios, los antiguos griegos decidieron dar un paso más y calcular matemáticamente las proporciones faciales correctas de belleza. Decidieron que la cara debería estar dividida en tres secciones: desde la línea del cabello hasta los ojos, desde los ojos hasta el labio superior y desde el labio superior hasta el mentón. Las tres secciones tenían que tener la misma altura para que se estableciera la belleza.

A esto le añadieron que la anchura de la cara tenía que estar en proporción con la altura. Para calcular exactamente el tamaño, se basaron en grandes filósofos y matemáticos como Platón (428 - 347 a. C.) y Euclides (365 -300 a.C.) y aplicaron la idea de la proporción áurea, también conocida como la vigésima primera letra del alfabeto griego «phi». Esto significó que la altura de la cara debía medir 1.618 veces la anchura, y la anchura 0.618 veces la altura. Y así se le puso una cifra a la belleza.

Estas ideas antiguas se quedaron arraigadas en el mundo occidental y permanecen en gran medida en el arte y la escultura, especialmente desde el período del Renacimiento (1300-1600 d.C.) en adelante. La Mona Lisa de Leonardo da Vinci es un ejemplo clásico de proporción áurea (véase imagen 2).

LOS CHINOS

Los antiguos chinos también intentaron definir lo que significa tener belleza. Los tratamientos cosméticos conocidos como «Mei Rong» se remontan a la dinastía Qin (221-206 a. C.), donde se usaban hierbas y acupuntura para tratar de preservar la juventud y la belleza de las concubinas de la corte[4]. Tenían una idea similar al dividir el rostro en tres secciones horizontales iguales pero diferían en los puntos de referencia para hacerlo: desde la línea del cabello hasta las cejas; desde las cejas hasta la base de la nariz; y desde la base de la nariz hasta el mentón.

El ancho de la cara se dividió en cinco partes iguales, cada una del ancho de un ojo. Esta clasificación se denominó «tres paradas y cinco ojos» y más tarde se conoció como la

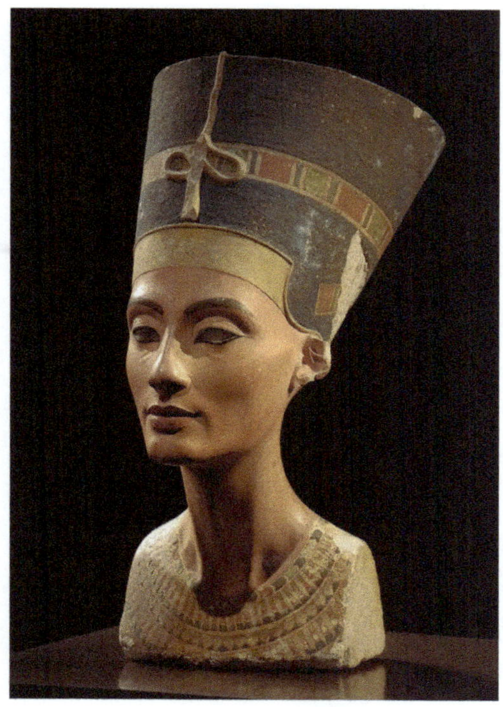

imagen 1: Nefertiti

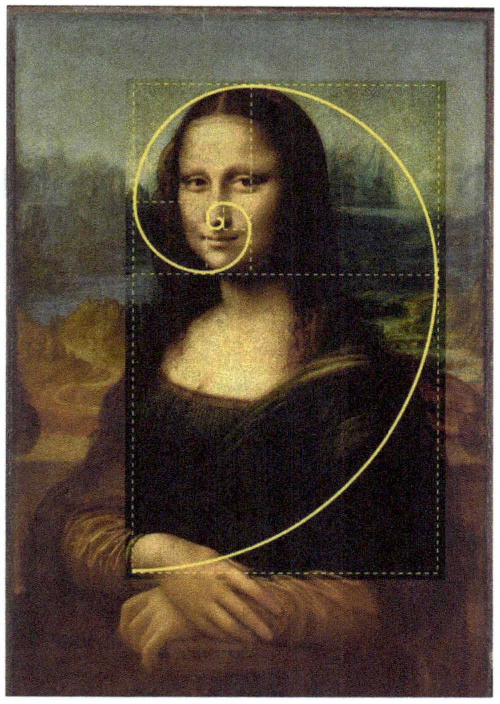

imagen 2: Mona Lisa

regla de los tercios verticales y los quintos horizontales[5].

MÁS ALLÁ DE LOS CÁLCULOS

El hecho de que la belleza haya sido cuantificada matemáticamente está bien como ejercicio académico, pero no tiene en cuenta que vemos la vida a través de diferentes ojos. Lo que representa belleza para una persona puede no representarla para otra. De hecho, no debería llevarle mucho tiempo pensar en alguien que es generalmente considerado bello, o bella, pero que no encaja en estas proporciones[6]. Y de todos modos, todo el ejercicio se vuelve bastante redundante cuando te das cuenta que prácticamente nadie tiene estas proporciones en el mundo real[7].

LA BELLEZA INTERIOR

Por lo tanto, la belleza tiene que ver más con nuestras percepciones del mundo que con cualquier norma social. Y esta percepción proviene de nuestra propia estructura emocional y psicológica que llevamos con nosotros a cualquier preferencia percibida. En otras palabras, nuestra propia belleza y la de los demás es un reflejo directo de nuestro estado emocional, físico, mental y espiritual dentro de nuestro propio cuerpo. A pesar de lo que nos bombardean a diario a través de los medios de comunicación, no es el reflejo total de la primera capa de piel que rodea su cuerpo, ni los músculos y huesos que lo sostienen. Esencialmente somos quienes somos por dentro. No lo que hay fuera. La belleza se muestra

cuando el equilibrio interno de su cuerpo está
en su nivel óptimo y lo que está adentro se
irradia literalmente hacia afuera.

UNA SOLUCIÓN NATURAL

Lo que me lleva al grano de este libro. No se
trata de conseguir una solución rápida. No
se trata de la última moda cosmética. No se
trata de convertirse en lo que otras personas le
dicen que debe ser. Se trata de mejorar quién
es. Cómo luce. Tanto por dentro como por
fuera. Se trata de cómo el presente y el pasado
le ha impactado, convirtiendole en la persona
que está leyendo esto ahora mismo. Se trata de
usar esa información y cerrar la brecha, ya sea
percibida o real, entre el «yo» del pasado y el
«yo» del presente. El estiramiento facial natural de este apartado se refiere no solo a la idea
cosmética de cambios a nivel de la piel, sino
también a cambiar el rostro que mostramos
al mundo exterior. Un lavado de cara externo
e interno. De esta manera, puede ayudar a
levantar el velo que a menudo oscurece su
verdadero yo.

2. ¿QUÉ ES GUA SHA FACIAL?

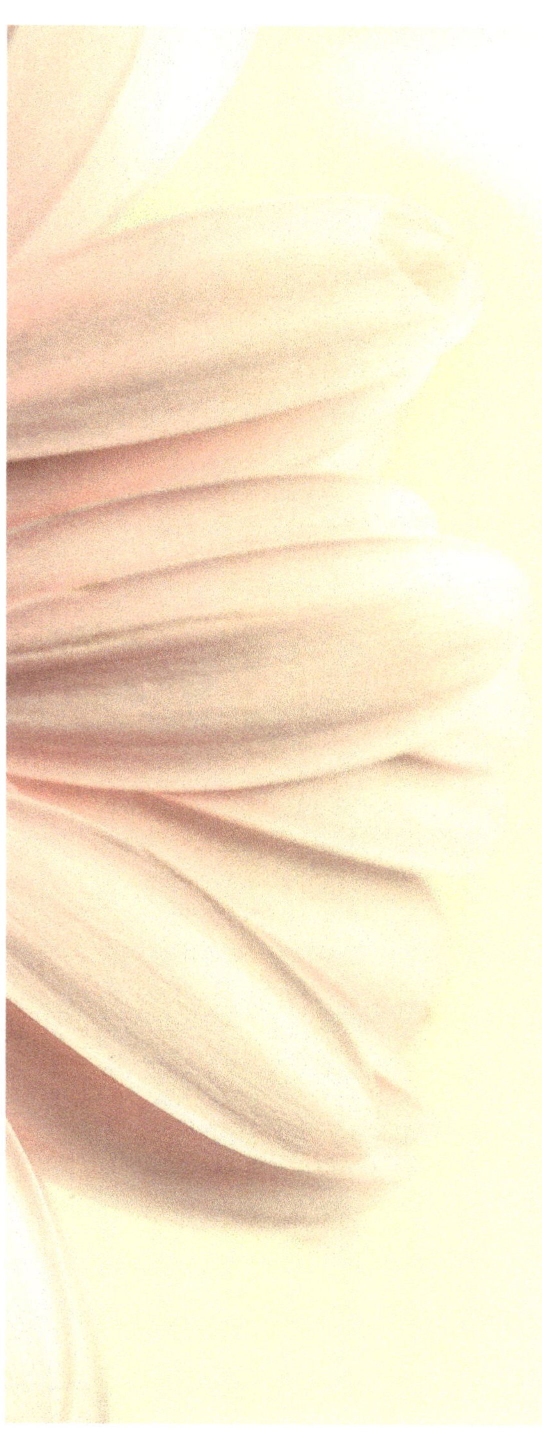

RASPAR LA PIEL

En China, donde el Gua sha se usa como parte de tratamientos para reducir los efectos del envejecimiento y mejorar la piel, se afirma que el Gua sha facial regular puede promover el crecimiento de nuevas células de la piel, ayudar a renovar su complejo iónico y reducir los poros obstruidos, controlar el acné, apretar el mentón y mejorar la capacidad de su piel para absorber los productos de maquillaje[8].

Quizás se esté preguntando cómo la simple acción de raspar la piel sin cremas, aceites especiales, lociones, ungüentos, leches limpiadoras, sueros, máscaras o ingredientes mágicos de cualquier tipo, puede realmente hacer algo por el estilo. Quizás esté pensando que es una moda de belleza superficial, creada de la nada para hacer a alguien súper rico. Después de todo, el Gua sha facial, consiste en arrastrar un objeto plano a lo largo de la piel de la cara, cabeza, cuello y otras áreas del cuerpo para estimular la piel. Ese objeto puede ser una tabla de Gua sha de última generación o una simple cuchara de sopa china. Puede lubricar su rostro con los últimos productos de belleza o puede sencillamente usar cualquier aceite facial.

REALIDADES DE LA SALUD

También puede que esté preguntándose, si es tan barato y eficaz, ¿por qué no he oído hablar de ello antes? Bueno, esa sería una muy buena pregunta. Me especializo en la educación y promoción de la salud y, francamente, es asombroso la frecuencia con la que las cosas simples que cuestan tan poco se pasan por alto en favor de productos y tratamientos muy publicitados promovidos por grandes empresas multinacionales y la búsqueda de su dinero. A veces basta con dar un paso atrás e ignorar el bombardeo constante del negocio de la belleza, en favor de algo que no tenga doctores bronceados con dientes blancos y relucientes dando su sello de aprobación a algún brebaje que acaba de ser creado en una bocanada de humo en su laboratorio.

MÁS QUE RASPAR

Entonces, con Gua sha, lo único que está haciendo es arrastrar una herramienta de Gua sha por su piel, ¿verdad?

Pues no, tengo que admitir que le engañé un poco. En realidad, esa puede ser la acción y lo que podría parecer para cualquiera que lo vea. Pero el Gua sha facial es mucho más que esto y en esta sección veremos qué le sucede a su piel cuando realiza Gua sha facial.

SANGRE Y OXÍGENO

La esencia de cómo el Gua sha trata la cara y el cuerpo está en el flujo de sangre y oxígeno. Los antiguos chinos tenían un conocimiento sofisticado de cómo la sangre y el oxígeno se mueven por el cuerpo. Puede que se haya encontrado con la palabra Qi. Se usa a menudo en la medicina oriental y esencialmente se refiere a la idea de nutrir el cuerpo con un flujo constante de sangre oxigenada y llena de nutrientes. Si este flujo es normal, su cuerpo está funcionando bien. Si no lo es, su cuerpo reacciona y envía señales en forma de dolor, rigidez, malestar, etc.

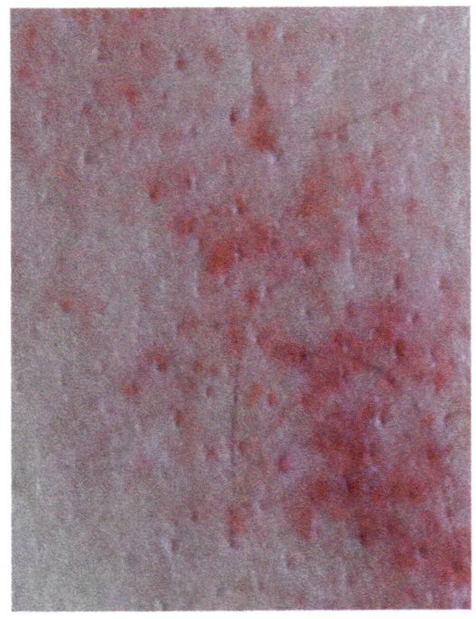

imagen 3: sha o petequias

CAMBIOS EN LA PIEL

La idea del Gua sha facial es prevenir o apoyar los cambios en el flujo sanguíneo en los músculos y tejidos de su zona facial. La acción del Gua sha puede producir cambios inmediatos en el color de la piel. Cuando se realiza con más fuerza en el cuerpo, este cambio produce lo que podrían ser petequias, que son pequeños puntos rojos agrupados y que se asemejan a una erupción (véase imagen 3). Esto ocurre cuando el lecho tisular libera sangre y ésta queda atrapada en el espacio extravascular bajo la piel[9]. Este es el significado del «sha» en «Gua sha». Se refiere, entre otras cosas, a estos puntos en la piel, mientras que 'Gua' significa raspar. Para el Gua sha facial, generalmente no es bueno que estas petequias o sha aparezcan en la superficie de la piel. Suelen aparecer cuando el Gua sha se aplica con una técnica fuerte en el cuerpo.

Para el rostro, sin embargo, la técnica es más delicada que los cortos y presionados raspados que se utilizan para tratar el cuerpo. Se barre (no se raspa) la herramienta en un solo suave movimiento. Después de unos cuantos barridos, la piel sobre la que ha barrido normalmente se volverá rosada, pero no habrá señal de petequias.

CAMBIOS EN EL FLUJO DE LA SANGRE

La razón por la que la piel cambia, ya sea un ligero tono rosado en el Gua sha facial o petequias completas en el Gua sha corporal, es que la acción del Gua sha en la superficie de la piel aumenta el flujo sanguíneo en esa zona. De hecho, se cree que el Gua sha produce cambios en la presión microvascular subcutánea que hace que los vasos sanguíneos se dilaten y que aumente no sólo el flujo de sangre sino también la temperatura en la zona local[10].

ÁREAS DE CAMBIOS

Aunque se puede hacer Gua sha en cualquier lugar con músculo o tejido debajo de la piel para aumentar el flujo sanguíneo local, hay en realidad zonas y canales en todo su rostro y cuerpo donde este cambio es mucho más profundo. Las investigaciones han demostrado que el calor producido en los tejidos, conocido como conductividad, es más notable cuando se aplica el Gua sha a lo largo de canales establecidos de medicina china, que en otras partes del cuerpo[11]. Esto significa que si puedes seguir estos canales chinos, trazados a lo largo de generaciones teniendo efectos sobre la musculatura, el Gua sha será más eficaz.

Tal vez note, a medida que avanza en este libro, que menciono mucho los canales. Verá todo tipo de ilustraciones con líneas de colores que serpentean por el cuerpo y le daré instrucciones para raspar a lo largo de esta o aquella línea. Pues bien, esta es la razón, puede raspar en cualquier parte y ayudar a su cuerpo, pero si raspa en el canal correcto para un asunto concreto, funcionará mucho mejor. Se trata de sustituir la idea de cambios mediocres y superficiales por un rejuvenecimiento real y tangible. Si utiliza el Gua sha sin la teoría de cómo funciona, tendrá que conformarse con lo primero. Si sigue las relaciones de cómo su cuerpo está conectado a su rostro y cómo se refleja en él, se estará dirigiendo a lo segundo.

Hasta ahora, hemos establecido dos puntos importantes. Si aplica el Gua sha, el flujo de sangre y nutrientes mejorará en sus músculos y tejidos, y si sigue unas líneas concretas, podrá aumentar ese flujo aún más. Sin embargo, el Gua sha facial es mucho más que esto y para ilustrarlo permítanme recurrir al mundo natural y las plantas.

LA RAÍZ

Si los músculos de su rostro no tienen un suministro constante de esta sangre rica en oxígeno y nutrientes, con el tiempo se marchitarán como las hojas de una planta. Sé que si me olvido de regar la planta que reposa pacientemente en mi clínica, sus hojas comenzarán a morir y los bordes se volverán marrones. La causa del problema no está en la hoja sino en la tierra de la maceta y en la capacidad del tallo para absorber la humedad. Si no supiera mucho sobre el funcionamiento de una planta (que no lo sé), podría optar por regar la hoja, ya que claramente para mí la planta parece estar bien, así que el problema debe estar en la hoja. Podría regar la hoja y quizá parezca más húmeda y brillante durante un tiempo, pero sólo sería cuestión de tiempo que comenzara a marchitarse de nuevo. Así que si riego las hojas parecen estar bien durante un tiempo, pero no están sanas. También podría recortar la hoja para quitarle los bordes pardos o podría cortarlas todas y esperar a que crezcan nuevas. Mientras tanto el tallo seguiría muriendo y el suelo estaría tan seco como un desierto.

Mi obsesión por la hoja me ha llevado a ignorar el resto de la planta y cómo el resto de la planta puede influenciar el aspecto y la sensación de la hoja. Regar la tierra y atender a las raíces y el tallo de la planta permitirá que la humedad y los nutrientes suban y nutran cada hoja. Este proceso natural no cambiaría la forma esencial de la hoja porque ese es el tipo de planta que es, sin embargo, le dará vida de nuevo. Hará que mejore su color y su textura y la hará fuerte y saludable.

Quizás ya ve la metáfora. Su rostro no deja de ser parte de su cuerpo, y si se obsesiona en cambiar su rostro sin reconocer la influencia que tiene el estado de su cuerpo sobre él, al igual que con la planta, sus cambios no van a durar mucho. Por eso muchas operaciones estéticas tienen que repetirse. Su cuerpo quiere volver al mismo estado que creó los rasgos cosméticos porque el problema que los causó nunca fue resuelto.

TRATAR EL CONJUNTO

Es por esta razón que con Gua sha, es importante no solo tratar su zona facial sino también su cabeza, su cuello, sus brazos, y sus piernas. Como se mencionó anteriormente,

la investigación nos dice que si el Gua sha se realiza a lo largo de los canales correctos en su cuerpo, el resultado será mucho más profundo. Este ha sido siempre el enfoque de la cosmetología china desde tiempos remotos: la estrecha conexión entre la apariencia facial y el estado de sus órganos internos, canales y sangre[12].

Por lo tanto, el estado de la piel en el exterior es un reflejo del estado de su cuerpo en el interior, y esta es la clave para cualquier tratamiento de belleza eficaz. Debe tratar a muchos niveles: físico, mental, e incluso espiritual.

3. LA CONEXIÓN DE ESTILO DE VIDA

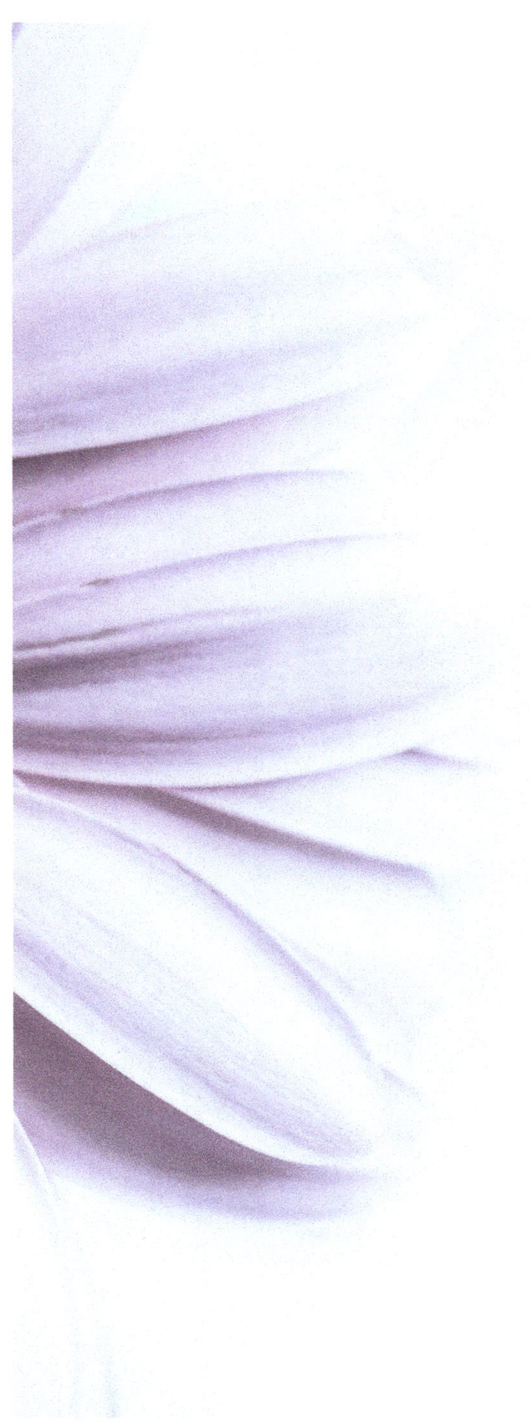

ENVEJECIMIENTO NATURAL

Para ver su rostro en términos del resto del cuerpo, debe reevaluar cómo su cuerpo ha afectado su rostro. Factores como el tabaquismo, una mala alimentación, la falta de ejercicio, el exceso de trabajo y la falta de sueño tendrían que abordarse, ya que, si su cuerpo está algo débil, desnutrido o agotado, lo mostrará en su piel.

Antes de adentrarse demasiado en el estilo de vida, es importante aclarar que hay muchos aspectos de los cambios en su piel sobre los que no tiene control a medida que envejece. Su piel cambiará con el tiempo debido a la reducción de las fibras elásticas y el volumen dérmico que hará que su piel sea más delgada, seca y laxa. Es perfectamente normal y por más que lo intente, puede retrasarlo, pero no puede evitarlo.

• TEJIDO

El tejido conectivo debajo de la piel está formado por células y fibras proteicas en una mezcla almibarada conocida como «sustancia fundamental».

El tipo más común de fibras son las fibras de colágeno y, a medida que envejecemos, estas fibras aumentan de tamaño y número y, junto con las fibras elásticas, se entrelazan, lo que las hace mucho menos flexibles y fáciles de fragmentar y de perder forma.

La cantidad de agua en la sustancia fundamental circundante también disminuye, lo que hace que las fibras sean más densas, restringiendo el movimiento de células y sustancias a través del tejido. Esto significa que habrá menos nutrientes disponibles para suministrar al tejido. Los dos cambios anteriores reducen drásticamente la elasticidad de la piel y pueden provocar arrugas.

• PIEL

Las capas superiores de su piel se vuelven más delgadas porque las células que generalmente están activas en la multiplicación y reemplazo de otras células (conocidas como células basales) se vuelven menos activas.

También suele haber cambios en la pigmentación de la piel debido a una interrupción en la producción de melanina. Los melanocitos, que son las células que producen melanina, disminuyen en número de manera constante a medida que envejecemos, lo que hace que su piel sea más pálida. Algunos de los melanocitos restantes sobreproducen melanina, lo que hace que se formen manchas de la edad en la superficie de la piel.

• HUESO Y CARTÍLAGO

Su nariz y el cartílago de la oreja se ven menos afectados por el proceso de envejecimiento, y parecen más grandes con la edad, ya sea debido al crecimiento continuo o debido a la pérdida de masa tisular en el resto de la cara.

La masa ósea se reduce y las células llamadas osteoclastos comienzan a descomponer más tejido en los huesos del que están creando, lo que hace que pierdan parte de su forma.

Los cambios de este tipo están totalmente fuera de sus manos y están influenciados por su genética, etnia, hormonas y cambios

fisiológicos. Su estilo de vida puede hacer que estos cambios sean más pronunciados, pero se producirían de todos modos, sin importar cómo hubieran llevado su vida.

CARTOGRAFÍA DE LA CARA

Los antiguos chinos vieron el rostro como uno de los principales faros de salud del cuerpo. Creían que mostraba todo tipo de cosas relacionadas con su estado de salud y bienestar, tanto que desarrollaron ideas de mapas faciales que significaban que toda su vida, año por año, estaba reflejado literalmente en su cara (véase imagen 4).

Las líneas horizontales o marcas distintivas se interpretarían como el rostro mostrando un evento traumático ocurrido alrededor de la edad que representa el área del rostro. La idea es que puedas rastrear los principales acontecimientos de su vida a partir de las marcas de

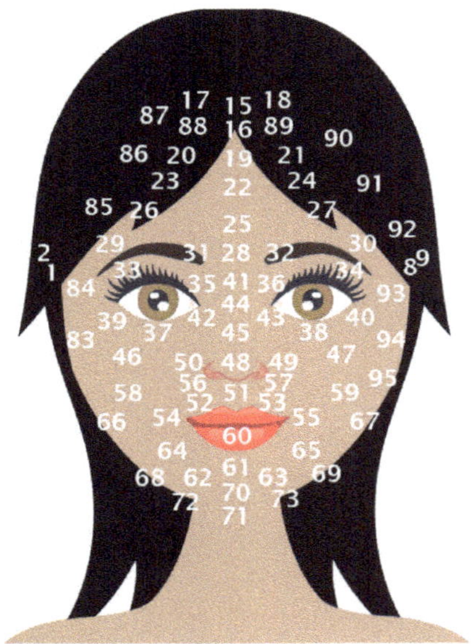

imagen 4: Cartografía de la cara

su rostro. La imagen 2 muestra las edades que corresponden a esa parte del rostro pero tenga en cuenta que para los antiguos chinos, ya contaban un año al nacer, por lo que debe restar uno para llegar correctamente a su edad[13]. También tenga en cuenta que la disposición de los números faciales para los hombres varía ligeramente, pero el enfoque aquí no está realmente en el posicionamiento de los números, sino en el hecho de que exista esta idea de que lo que sucede en su vida impacta su rostro directamente.

ENVEJECIMIENTO INDUCIDO

Si bien tiene poco control sobre los eventos traumáticos o estresantes que pueden haber creado líneas en su rostro, otras causas del envejecimiento están, en teoría, al menos un poco más bajo nuestro control.

1. EL SOL

El factor de estilo de vida más importante para su rostro es la exposición a la radiación ultravioleta, ya sea del sol o de la luz artificial. Cuando esta exposición provoca directamente cambios en la piel, se denomina fotoenvejecimiento y se puede clasificar de acuerdo con un conjunto de medidas establecido. Esto se conoce como la clasificación de Glogau de fotoenvejecimiento de la piel, que nos clasifica en cuatro grupos de piel diferentes según la gravedad de las características de la piel:

- Leve: por lo general, esto se refiere a personas de entre 20 y 30 años que se encuentran solo en las etapas iniciales del fotoenvejecimiento cuando solo hay cambios de pigmento menores y no hay arrugas.

- Moderado: este es un grupo de edad mucho más amplio, desde personas de entre 30 y 50 años con signos de fotoenvejecimiento claramente establecidos, como arrugas dinámicas, líneas de sonrisa, los primeros signos de cambios de pigmento marrón.

- Avanzado: para el grupo de edad de 50 a 65 años, las arrugas se han vuelto estáticas, las decoloraciones de la piel son más prominentes y se desarrollan arañas vasculares.

- Grave: Los mayores de 65 años ahora tienen arrugas generalizadas, lignanzas en la piel, surcos y un tono de piel amarillo o gris.

Esto no es tan diferente de la idea china de eventos estresantes que impactan en diferentes áreas de la cara a medida que envejece. En lugar de estrés, es tomar el sol, estar activo al aire libre, usar tumbonas, etc., y por la gravedad de las características del envejecimiento, puede hacerse una idea de cuánto tiempo de su vida pasó bajo el sol.

2. FUMAR

La cantidad de paquetes que fuma al día y por cuánto tiempo se correlaciona directamente con la gravedad de sus características de envejecimiento[14]. Incluso existe el «rostro de fumador», que es delgado y huesudo con arrugas marcadas y un tono grisáceo en la piel[15]. Se cree que esto sucede cuando fumar daña los tejidos, reduce el flujo sanguíneo e impide que los nutrientes y el oxígeno lleguen a la piel.

3. DIETA

El viejo adagio «eres lo que comes» es muy cierto en su rostro. Una de las conexiones más obvias entre la dieta y su rostro es el problema del acné vulgar. Estudio tras estudio ha relacionado el consumo de productos lácteos con la manifestación de marcas de acné[16]. Sin embargo, se le atribuye a cualquier cosa, desde una dieta de alta carga glucémica, hasta el queso procesado o una dieta alta en grasas. Para cualquier persona con un conocimiento básico de la medicina oriental, esta conexión parecería deslumbrantemente obvia y causada por trastornos de calor en el estómago, pero los estudios médicos aún no han podido unir los puntos correctamente.

Una dieta que consiste principalmente en alimentos procesados y azucarados como es tan común hoy en día, puede contribuir directamente a la hinchazón debajo de los ojos, que es literalmente una acumulación de líquidos. Su estómago está tan abrumado que su digestión ya no puede procesar adecuadamente los líquidos y comienza a almacenarlos en forma de grasa.
Su piel también se sentirá más tensa a medida que las fibras de colágeno, que carecen de nutrientes, pierden su flexibilidad.

El alcohol puede causar directamente una piel enrojecida y una nariz roja, y demasiado puede desencadenar un ataque de rosácea, que presenta vasos sanguíneos dilatados y enrojecimiento en la nariz y las mejillas. También deshidrata la piel y el cabello, lo que aumenta las probabilidades de que las arrugas y las arrugas se profundicen.

4. EJERCICIO

La cantidad de ejercicio que hace de forma regular tiene un efecto notable en su piel. Investigadores de Canadá han descubierto que incluso en la vejez, trotar o andar en bicicleta regularmente durante 30 minutos dos veces por semana puede suavizar drásticamente la capa externa de la piel y crear más elasticidad en la dermis que se encuentra debajo[17]. Sin embargo, si no hace ejercicio con regularidad, es mucho más probable que desarrolle piel flácida en el cuello y la papada, y la frente y el área de los ojos pueden verse más gordos[18].

5. FALTA DE SUEÑO

La piel necesita dormir. Si no descansa lo suficiente, no se puede regenerar adecuadamente y su rostro comenzará a mostrar estos signos rápidamente. Un estudio analizó lo que les sucede a los rostros de 30 mujeres cuando un patrón de sueño normal de 8 horas se reduce a 6 horas durante un período de 5 días. Los resultados fueron que, en promedio, las líneas y arrugas aumentaron en visibilidad en un 45%, las manchas aumentaron en un 13%, las áreas rojas aumentaron en un 8% y las manchas marrones aumentaron en un 11%[19]. Si este patrón de sueño continuara, es lógico suponer que estos rasgos faciales temporales se convertirían en otros más permanentes.

Sin al menos reconocer que estos factores influyen en el estado de su piel, cualquier plan de tratamiento de la piel que siga tendrá una limitación en la duración o en los efectos a largo plazo.

4. LA CONEXIÓN EMOCIONAL

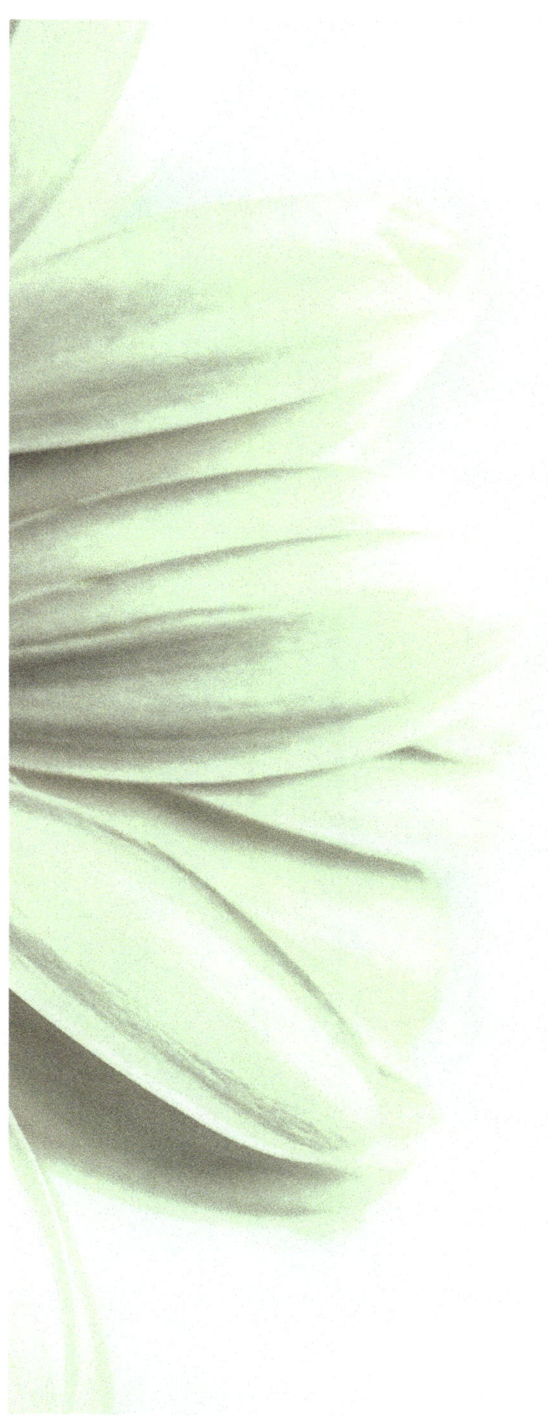

EL CAMINO DE LA VIDA

Cuando las personas comienzan a notar signos de envejecimiento en sí mismas, su atención se centra en las arrugas, los pliegues y la flacidez, pero lo que a menudo sienten que es una conciencia de su propia mortalidad. Para algunos esto representa un gran miedo y esta emoción se traslada a una preocupación por el estado de su piel. Las líneas y arrugas son un recordatorio de que el paso del tiempo no descansa, y que quizás estén más avanzados en el camino de la vida de lo que quisieran estar.

EMOCIONES Y LA CARA

Probablemente sea obvio que si experimenta emociones fuertes durante un período prolongado o en un nivel muy profundo, los músculos involucrados pueden usarse mucho más que otros en la cara. Con el tiempo, esta repetición que se mostraba en la piel como líneas dinámicas que iban y venían con cada expresión, ahora son reemplazadas por líneas estáticas que existen tanto si estás haciendo una expresión facial como si no.

LOS CINCO ELEMENTOS

Una de las razones por las que el Gua sha es eficaz es porque se basa en ideas que abarcan emociones humanas claves y el efecto que tienen en la cara y el cuerpo. Puede ser consciente de una gran cantidad de emociones que experimenta a diario, pero los antiguos chinos las redujeron a un conjunto de emociones clínicamente útiles, cada una con un efecto diferente en su cuerpo y piel.

Estas emociones se agrupan según los cinco elementos: Metal, Tierra, Fuego, Agua y Madera. No hay nada místico en estos elementos. Eran solo una forma ingeniosa para que los antiguos chinos expresaran cómo funciona el cuerpo en relación a su entorno natural. Ahora tenemos otras palabras y conceptos para explicar esto, pero los elementos siguen sirviendo como una forma simple y elegante de organizar ideas y también pueden ser representados por colores. Notará que estos colores aparecen a lo largo de todo el libro. Aparte del claro beneficio estético de hacer que todo se vea bien, la utilidad de esto es que el color en sí puede darte una pista sobre un órgano, un canal, un elemento o una emoción.

A. EMOCIONES DEL METAL

- EMOCIONES CLAVES

Dolor, tristeza, nostalgia y desapego

- MÚSCULOS CLAVES

Depresor anguli oris, orbicularis oculi, corrugador y depresor superciliar

- EFECTOS DIRECTOS EN LA CARA

El músculo depresor del ángulo de la boca (I) tira de las esquinas de los labios hacia abajo y es el músculo principal asociado con mostrar tristeza y dolor en la cara. Solo tienes que sostener un espejo frente a su cara y poner una cara "triste". Observe su boca y cómo se doblan los lados (véase imagen 5).

Intente levantar las mejillas al mismo tiempo. Este es el músculo orbicularis oculi (C) que tira de las mejillas hacia arriba y a menudo se usa junto con los músculos prócer (B), cor-

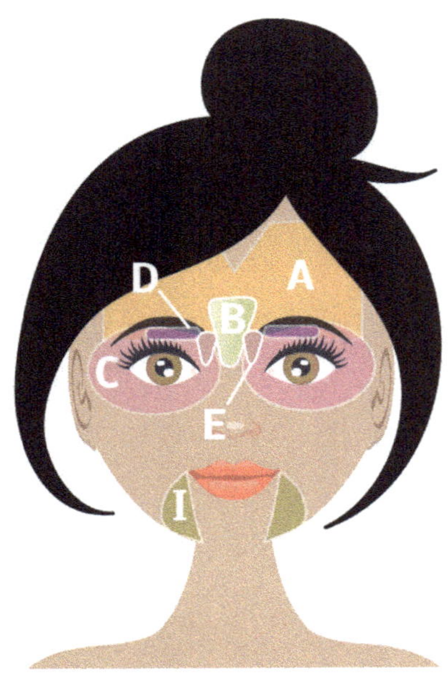

imagen 5: músculos del metal

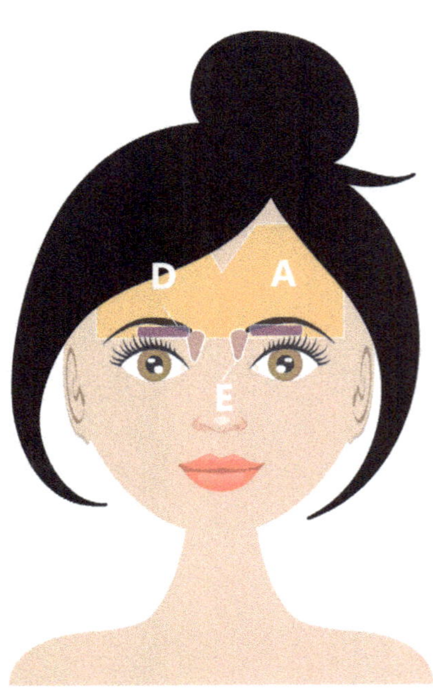

imagen 6: músculos de la tierra

rugador superciliar (D) y depresor superciliar (E) para tirar de las cejas y crear una fruncir el ceño o, a veces, el músculo frontal (A) para levantarlos.

Los rasgos faciales comunes generados por estas emociones pueden ser patas de gallo en los ojos, líneas de preocupación en la frente, líneas de sonrisa entre la nariz y las comisuras de la boca, y líneas de marioneta desde la boca hasta la barbilla.

▪ EFECTOS INDIRECTOS EN LA CARA

Según los antiguos chinos, el pulmón es el órgano más relacionado con la fuerza y vitalidad de la piel. Esto es fácil de ver si observa la condición típica de la piel del rostro de un fumador a largo plazo. Normalmente carece de humedad y, a menudo, muestra signos prematuros de envejecimiento como patas de gallo y las líneas verticales alrededor de la boca conocidas como «líneas de fumador». Este es el resultado de un pulmón crónicamente debilitado, que no es capaz de dispersar los fluidos por el cuerpo y nutrir e hidratar la piel.

Sólo recientemente la investigación de la medicina convencional está confirmando esta estrecha relación entre la piel y los pulmones. Por ejemplo, el reconocimiento de lo que se conoce como la «marcha atópica», por la que se cree que la respuesta inflamatoria a la dermatitis atópica es la causa del asma[20], o un reciente estudio que abarca 30 años y que ha descubierto que los enfermos de psoriasis tienen un mayor riesgo de desarrollar una enfermedad pulmonar obstructiva crónica que la población general[21].

Este vínculo con los pulmones significa que

el Metal no resuelto debilitará la vitalidad de la piel, ya que la repetición del movimiento muscular significa que estos músculos y la piel conectada requieren mucho más nutrientes, humedad y energía celular que los que se utilizan menos. La ironía es que en realidad recibirán menos porque la cantidad requerida simplemente no está disponible. Esto significa que hay más posibilidades de desarrollar rasgos faciales estáticos como líneas y arrugas.

B. EMOCIONES DE LA TIERRA

▪ EMOCIONES CLAVES

Preocupación y exceso de pensamiento

▪ MÚSCULOS CLAVES

Músculos frontales, corrugadores superciliares y depresores superciliares

▪ EFECTOS DIRECTOS EN LA CARA (véase imagen 6)

Cuando se preocupas estas son las acciones de los músculos faciales:

i. Cuando levanta la frente, el músculo frontal (A) la levanta creando líneas horizontales que atraviesan la frente.

ii. Esto se combina con los músculos corrugador superciliar (D) y depresor superciliar (E) que tiran de las cejas hacia dentro y forman más líneas en sentido vertical. Esta es la clásica expresión del ceño fruncido.

Los posibles rasgos faciales estáticos generados por estas emociones son las líneas de preocupación y el ceño fruncido.

▪ EFECTOS INDIRECTOS EN LA CARA

Se han publicado estudios en los que se observa cómo pedir a las personas que frunzan el ceño de forma activa puede afectar negativamente su forma de ver el mundo y el acto físico de fruncir el ceño puede provocar una reducción de los sentimientos de felicidad y tolerancia[22].

Se cree que la preocupación y el exceso de pensamiento afectan a los dos órganos de la Tierra, el estómago y el bazo/páncreas, ambos muy relacionados con la digestión. Por lo tanto, pensar demasiado puede debilitar la digestión al interrumpir el delicado sistema de procesamiento de los alimentos en el estómago. El debilitamiento de su estómago también tiene implicaciones directas en su frente. Otra ingeniosa idea de los antiguos chinos fue dividir la piel en zonas de influencia. Esto significa que cualquier zona de la piel puede relacionarse directamente con los órganos de su cuerpo y saber su posible estado. El concepto se denomina «regiones cutáneas» y apareció en mi primer libro de Gua sha sobre el cuerpo y la salud. Según esta teoría, su estómago e intestinos son los más asociados con el estado de la piel de su cara. Esto significa que si su digestión se ha debilitado, lo que es muy posible si es propenso a preocuparse y a pensar demasiado o quizás a estudiar durante muchas horas, entonces verá a menudo cambios en el color y la textura de su piel.

El efecto en la cara se ve agravado por el hecho de que una de las principales funciones del bazo/páncreas en la medicina oriental es asegurar el transporte de nutrientes a los músculos y si no funciona bien puede contribuir a causar debilidad y atrofia muscular.

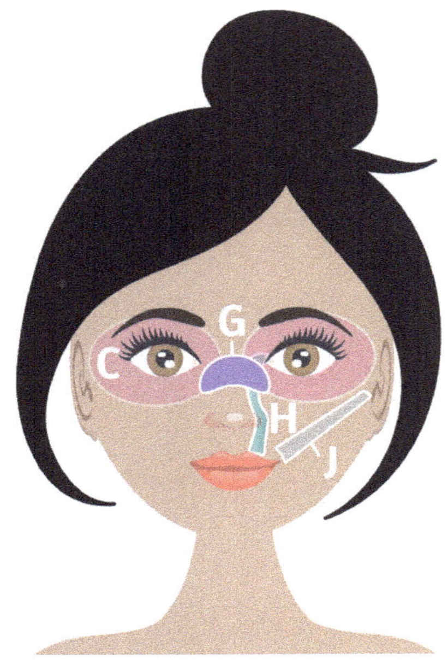

imagen 7: músculos del fuego

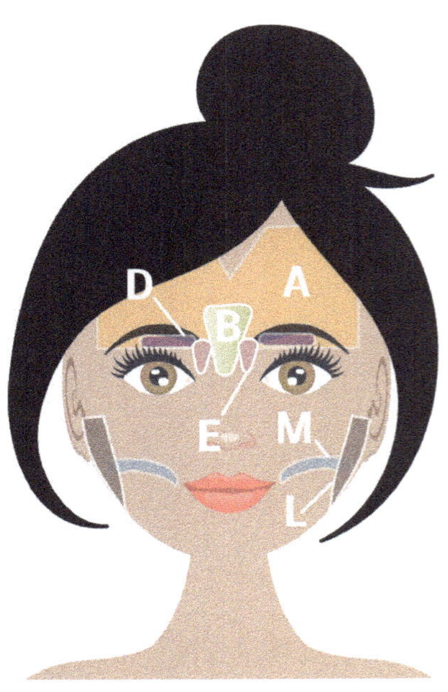

imagen 8: músculos del agua

C. EMOCIONES DEL FUEGO

▪ EMOCIONES CLAVES

Felicidad, sobreexcitación, falta de autoaceptación, depresión y autodesprecio

▪ MÚSCULOS CLAVES

Zygomaticus major, orbicularis oculi, nasalis, levator labii superioris alaeque nasi

▪ EFECTOS DIRECTOS EN LA CARA (véase imagen 7)

  i. Para la alegría y la felicidad, el músculo cigomático mayor (J) tira de la comisura de los labios hacia fuera, hacia las orejas.

  ii. Esto suele ir acompañado del músculo orbicular (C) que levanta las mejillas y frunce los ojos.

  iii. Los músculos nasalis (G) y el músculo elevador del labio superior y del ala de la nariz (H) también se contraen, apretando ligeramente la nariz.

  iv. Pruebe esto frente al espejo y verá que tiene los rasgos de una clásica cara feliz y risueña.

  v. Para los sentimientos opuestos como depresión y autodesprecio, la expresión y los efectos en la cara y el cuerpo son muy parecidos a los detallados en Metal con el músculo depresor del ángulo de la boca (I) tirando de los lados de los labios hacia abajo. Irónicamente, ya sea feliz o triste, las líneas de la sonrisa son una de las características clave de las emociones del fuego.

Los posibles rasgos faciales estáticos generados por estas emociones son las líneas de la sonrisa entre la nariz y las comisuras de la boca, las patas de gallo a los lados de los ojos y las líneas de conejo a los lados de la nariz.

▪ EFECTOS INDIRECTOS EN LA CARA

Las emociones de alegría o la falta de ellas están conectadas con el grupo de órganos del Fuego, el más prominente de los cuales es su corazón. De todos los órganos del cuerpo, su corazón es el más importante y por esta razón los antiguos chinos lo nombraron el órgano emperador. Es la bomba que hace circular la sangre rica en nutrientes a través del sistema vascular y garantiza que el resto de sus órganos, músculos y tejidos estén bien atendidos, pero también representa algo en un nivel emocional más profundo. Según el texto clásico de medicina oriental del año 240 a.C., el Huangdi Neijing, es el propio resplandor del espíritu que brota del corazón.

Si decimos que alguien tiene un aspecto radiante, nos referimos a su rostro y a menudo a algo que es difícil de definir pero que está claramente presente. Es similar a las mujeres embarazadas a las que a veces se les dice que están «radiantes» o «tienen un brillo especial», ya que los cambios hormonales mejoran el aspecto de la piel de su rostro. Un órgano cardíaco sano puede afectar a este brillo o resplandor difícil de definir de lo que los chinos llamaban su espíritu interior o 'Shen'. Y, por supuesto, si su órgano cardíaco se ha debilitado, ocurre lo contrario.

D. EMOCIONES DEL AGUA

▪ EMOCIONES CLAVES

Miedo, aislamiento e inseguridad

▪ MÚSCULOS CLAVES

Frontalis, prócer, depresor superciliar y corrugador superciliar

▪ EFECTOS DIRECTOS EN LA CARA

El miedo suele manifestarse cuando la parte inferior de la cara se ensancha y se tira hacia abajo (véase imagen 8):

i. El músculo frontal (A) levanta las cejas hacia arriba.

ii. Los músculos prócer (B), depresor superciliar (E) y corrugador superciliar (D) juntan las cejas para formar el ceño.

iii. El músculo elevador del párpado superior (un músculo triangular muy fino que se encuentra sobre el globo ocular) levanta simultáneamente los párpados superiores.

iv. El músculo risorio (M) estira los labios

v. El músculo masetero (L) deja caer la mandíbula hacia abajo.

Los posibles rasgos faciales estáticos generados por estas emociones son las líneas de preocupación en la frente y las líneas del ceño entre las cejas.

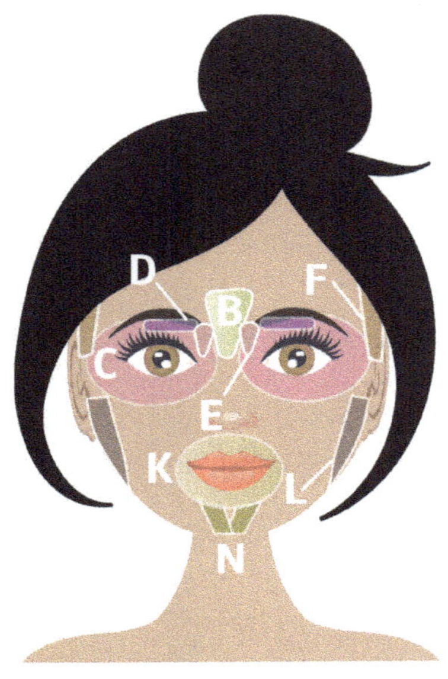

imagen 9: músculos de la madera

▪ EFECTOS INDIRECTOS EN LA CARA

Los dos órganos del agua son los riñones y la vejiga, y es aquí donde los antiguos chinos creían que se encontraba la sede del valor y la fuerza de voluntad. Cuando son débiles, estos fuertes rasgos de carácter se convierten en miedo, lo que agrava aún más la debilidad. Como se cree que los riñones controlan el crecimiento y el desarrollo de los huesos y nutren la médula en su interior, la piel puede palidecer ya que la falta de glóbulos rojos y blancos en la médula puede provocar anemia y deficiencia inmunológica.

Las ojeras pueden aparecer debajo de los ojos cuando los riñones están débiles y agotados. Cuando su cuerpo está cansado, produce en exceso una sustancia química llamada cortisol para dar energía al cuerpo. Un efecto secundario es que el volumen de la sangre en su cuerpo aumenta y los vasos sanguíneos se agrandan. Este cambio en el flujo sanguíneo puede verse fácilmente bajo sus ojos, ya que la piel es especialmente fina y a menudo puede estar pálida.

E. EMOCIONES DE LA MADERA

▪ EMOCIONES CLAVES

Ira, resentimiento, frustración y timidez

▪ MÚSCULOS CLAVES

Orbicularis oculi y orbicularis oris, prócer, depresor superciliar y corrugador superciliar

▪ EFECTOS DIRECTOS EN LA CARA

Con la ira se producen las siguientes acciones musculares (véase imagen 9):

i. El músculo orbicular de los ojos (C) se contrae y aprieta los ojos

ii. El músculo orbicular (K) y el músculo mental (N) tensan los labios.

iii. Los tres músculos bajadores de cejas, los músculos prócer (B), depresor superciliar (E) y superciliar (D), tiran de sus cejas hacia abajo para crear líneas verticales en la piel entre ellas.

iv. El músculo elevador del párpado superior (encima del globo ocular) levanta la zona del párpado superior para crear una mirada fija.

v. El músculo masetero (L) y el músculo temporal (F) aprietan la mandíbula con fuerza.

Los posibles rasgos faciales estáticos generados por estas emociones son las líneas del ceño entre las cejas, las patas de gallo a los lados de los ojos y las líneas de la sonrisa entre la nariz y la boca.

▪ EFECTOS INDIRECTOS DE LA CARA

La ira está asociada a los dos órganos de la madera, el hígado y la vesícula biliar. Un hígado que funciona bien ayuda a que la sangre fluya de forma suave y uniforme por todo el cuerpo y cuando se interrumpe, también lo hace el flujo. Nuestros músculos, tendones y tejidos dependen de un suministro constante de sangre fresca y oxigenada, pero si el hígado sufre un mal funcionamiento crónico que en términos de medicina oriental es algo así como el centro de control para el sistema del metro, esos músculos, tensiones y tejidos de la cara se volverán más desnutridos y débiles.

Aunque es perfectamente normal sentir estas emociones, el problema viene cuando la emoción no se resuelve y se interioriza. Es muy común retener los sentimientos de frustración y rabia, lo que, por supuesto, no detiene la frustración y la rabia, sino que permite que se queden dentro de su cuerpo y empiecen a afectar a la tensión muscular y a la forma en que la sangre fluye por su cuerpo y su cara.

5. LA CONEXIÓN FÍSICA

IDEAS ANTIGUAS

La conexión entre sus músculos faciales y el aspecto de su piel es obvia, pero puede que no sea consciente de hasta qué punto su rostro refleja, no sólo lo que ocurre en su cara, sino también lo que ocurre en su cuerpo. Para entenderlo, veamos con más detalle las ideas de la medicina oriental sobre la conexión entre ambos. Con este conocimiento podrá aumentar la eficacia de la aplicación del Gua sha para su rostro.

COLORES FACIALES

Cuando se mire en el espejo habrá notado que su cutis (sin maquillaje) no tiene un color uniforme. La mejor manera de comprobarlo es colocarse frente a una ventana para que la luz natural ilumine su rostro y sostener un espejo de mano. Busque cualquier color, especialmente alrededor de los ojos y de la boca. Es posible que, como muchas personas, note tonos verdes, amarillos, azules, rojos y blancos. Si lo hace, no hay que asustarse ni sacar conclusiones precipitadas. Todos ellos son comunes en el rostro y cada uno tiene un significado específico en la medicina oriental relacionado con el estado de su cuerpo. Cuando se miran por sí solos, estos colores no tienen mucho valor de diagnóstico y tienen que verse en el contexto de otros signos y síntomas. Puede encontrar los siguientes colores en cualquier lugar, pero la imagen 10 muestra los lugares más comunes:

ROJO Tradicionalmente se relaciona con un desequilibrio del elemento Fuego o demasiado calor. Suele estar relacionado con el exceso de estimulación y puede manifestarse con las mejillas rojas.

VERDE Puede ver un tono verde a menudo alrededor de la boca o alrededor de los ojos. Esto sugiere un desequilibrio en la Madera. Suele estar relacionado con la ira, la irritabilidad y la frustración, aunque los sentimientos fuertes como el odio pueden producir un color verdoso en las mejillas. El verde también suele estar relacionado con los problemas menstruales, el estrés y la frustración.

AMARILLO Sugiere un desequilibrio en la Tierra y suele estar relacionado con problemas digestivos y la retención de líquidos en el cuerpo. También está relacionado con el exceso de pensamiento y la preocupación. Se observa comúnmente alrededor de la boca.

BLANCO Puede ver el color blanco junto a sus ojos, lo que puede significar un desequilibrio en el Metal o que el frío está afectando a su cuerpo. Puede que a menudo esté triste o deprimido.

AZUL/PÚRPURA Puede ver azul o púrpura debajo de sus ojos, lo que sugiere un desequilibrio en el Agua. Si es a largo plazo, sugiere que su estilo de vida está debilitando su cuerpo a nivel crónico.

ÓRGANOS DE LA CARA

La imagen 11 muestra otra representación tradicional de cómo puede aparecer su cuerpo en la cara. En este caso se trata menos del color y más de la posición. Las zonas designadas de la cara corresponden a los órganos de su cuerpo, con los pulmones entre las cejas y el corazón, el hígado y la vesícula biliar, y el estómago y el bazo por la nariz. El intestino

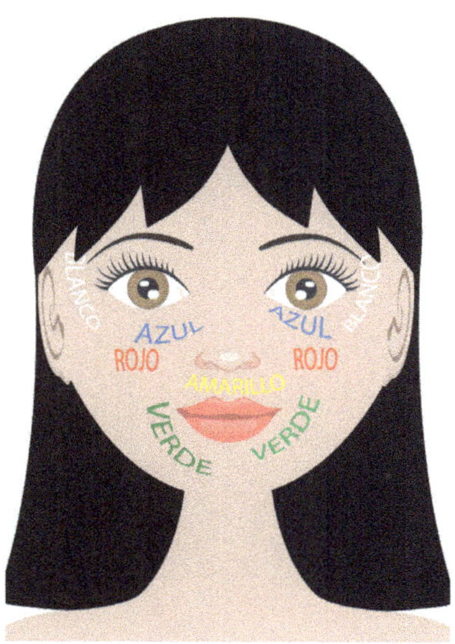

imagen 10: Colores faciales

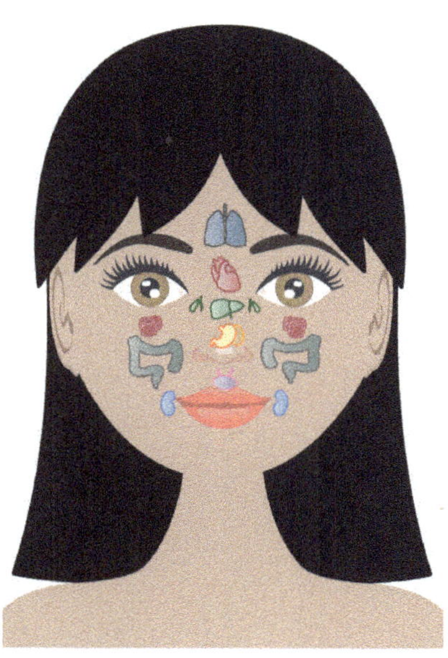

imagen 11: Órganos de la cara

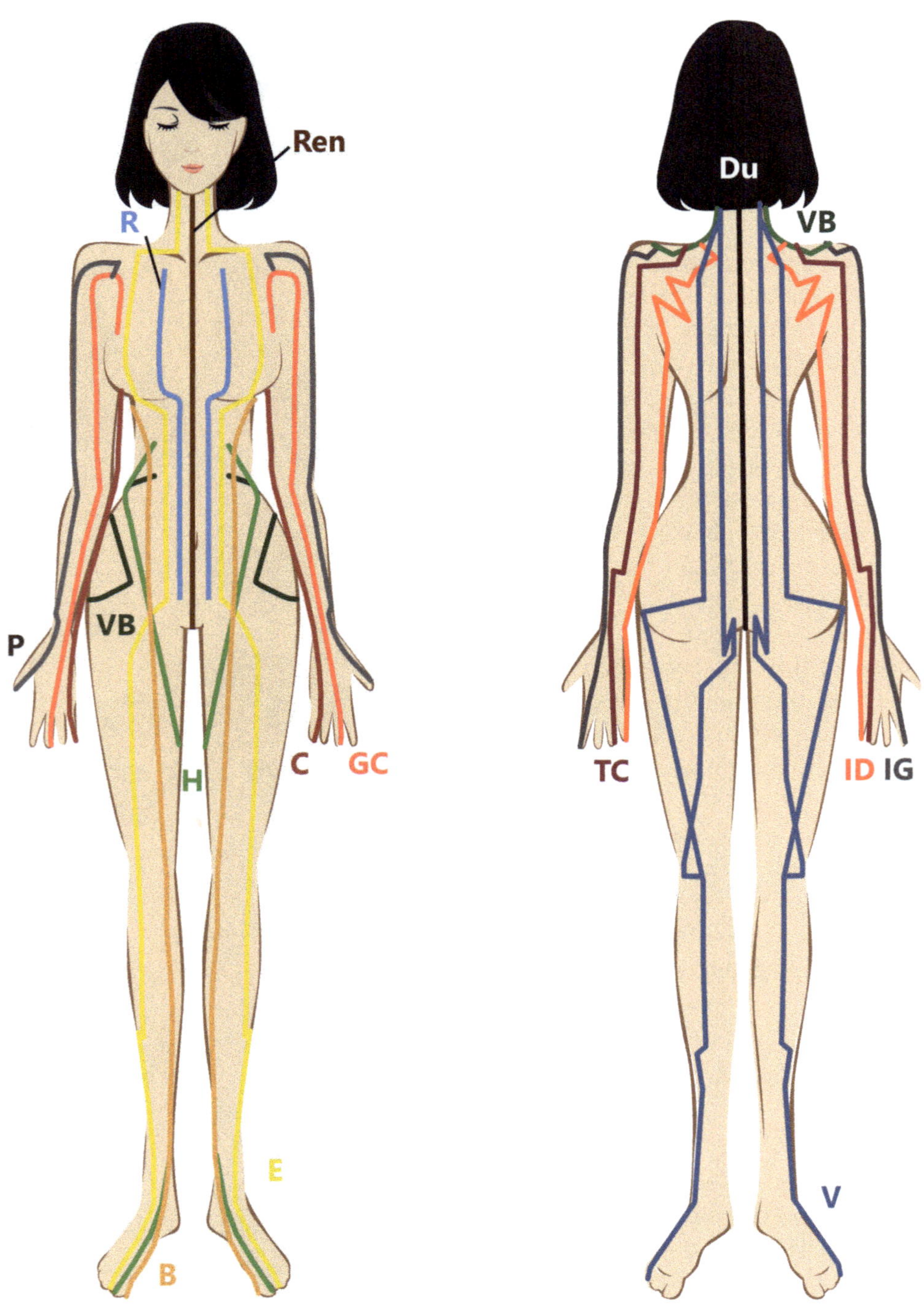

imagen 12: Canales primarios

delgado, el intestino grueso y los riñones están en una línea debajo de los ojos, y la vejiga encima de la boca. Al igual que los colores, estas indicaciones tienen un valor diagnóstico limitado cuando no se ven en su contexto, pero proporcionan otro ejemplo de cómo su rostro puede actuar como un tesoro de información si se sabe dónde mirar.

LOS CANALES PRIMARIOS

Coja cualquier libro o haga clic en cualquier enlace sobre medicina oriental y seguro que encontrará imágenes con líneas de colores por todo el cuerpo. Éstas detallan los 12 canales primarios (véanse imágen 12) que conforman un sistema neurovascular que distribuye los nutrientes, el oxígeno y las sustancias vitales por todo su cuerpo en una formación similar a la del mapa del metro. Toda la red recorre el tejido conectivo de su cuerpo que, como su nombre indica, conecta, sostiene y ancla todas las piezas separadas de nuestro cuerpo.

GUA SHA A LO LARGO DE LAS LÍNEAS

Al igual que el sistema del metro, cada una de las líneas de color representa un canal o vaso distinto y tiene diferentes orígenes y destinos alrededor del cuerpo. Los puntos a lo largo de estas líneas representan puntos o nodos que, si se manipulan adecuadamente, pueden provocar una reacción fisiológica y aumentar la circulación a lo largo de este canal y así afectar a los músculos y órganos conectados a él. Las investigaciones han demostrado que la microcirculación y la transferencia de sangre del cuerpo desde los vasos al lecho capilar en los tejidos (lo que se conoce como volumen de perfusión sanguínea) muestra un claro aumento si se aplica el Gua sha directamente

a lo largo de un canal y en los puntos que se encuentran a lo largo de él[23].

Por esta razón, al hacer Gua sha, es muy importante tener en cuenta el sistema de canales.

No debería resultar demasiado agotador averiguar estos canales, ya que la mayoría de las líneas tienen los mismos nombres que los órganos del cuerpo y suelen tener una conexión física directa con esos órganos, es decir, suelen pasar por ellos. Tradicionalmente se emparejan con el nombre de uno de los 5 elementos para ayudar a alcanzar un significado más profundo sobre cómo funcionan juntos.

CANALES DEL METAL (véase imagen 13 y 14)

- Pulmón (P): desde el pecho hasta el pulgar.
- Intestino grueso (IG): desde el pulgar hasta la nariz.

CANALES DE LA TIERRA (véase imagen 15 y 16)

- Estómago (E) - desde la cabeza hasta el segundo dedo del pie.
- Bazo/Páncreas (B) - desde el dedo gordo del pie hasta el pecho.

CANALES DEL FUEGO (véase imagen 17-20)

- Corazón (C) - desde la axila hasta el dedo meñique
- Intestino Delgado (ID) - desde el dedo meñique hasta la oreja
- Pericardio/Gobernante del corazón (GC) - desde el pecho hasta el dedo corazón. Se refiere al sistema arterial alrededor del

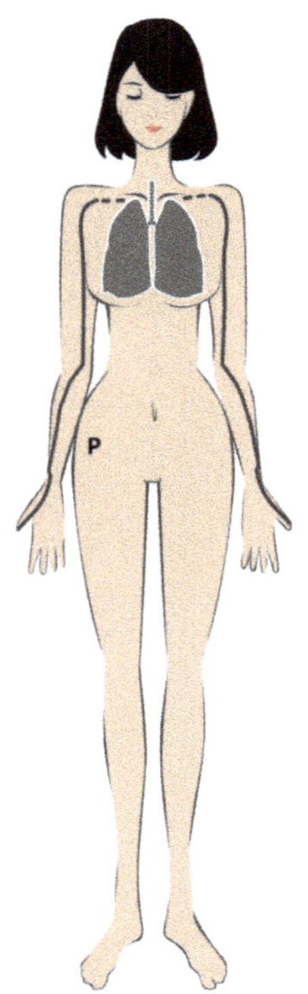

imagen 13: Pulmón

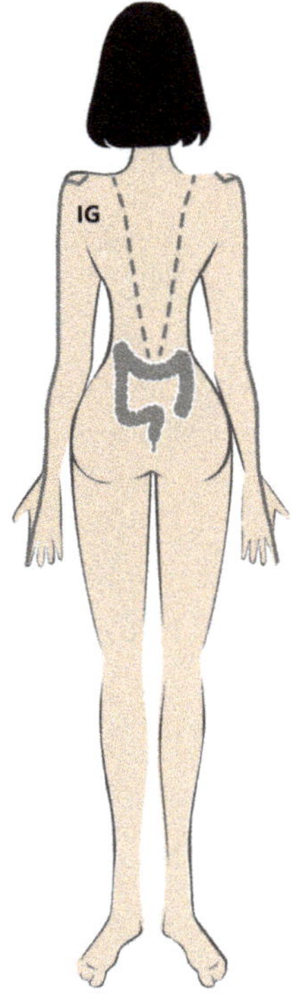

imagen 14: Intestino grueso

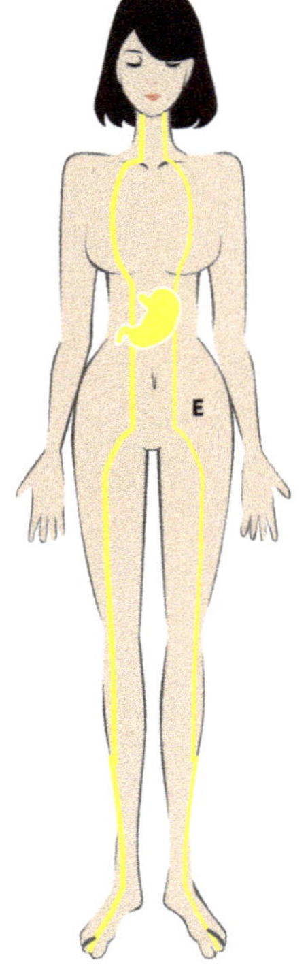

imagen 15: Estómago

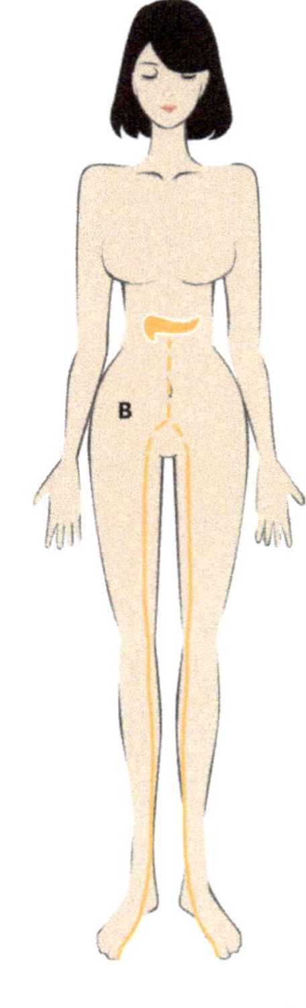

imagen 16: Bazo/ Páncreas

corazón.

- Triple calentador (TC) - desde el dedo anular hasta la sien. Se refiere al sistema arterial conectado al sistema digestivo.

CANALES DEL AGUA (véase imagen 21 y 22)

- Riñón (R) - desde la planta del pie hasta la parte delantera del pecho.
- Vejiga (V) - desde el ojo hasta el dedo pequeño del pie pasando por la espalda.

CANALES DE LA MADERA (véase imagen 23 y 24)

- Vesícula biliar (VB) - desde el ojo hasta el cuarto dedo del pie.
- Hígado (H) - desde el dedo gordo del pie hasta el pecho.

CANALES EXTRA (véase imagen 25 y 26)

No se consideran parte de los 12 canales primarios, pero están relacionados y ocupan un lugar destacado en cualquier tratamiento de los 12 canales primarios.

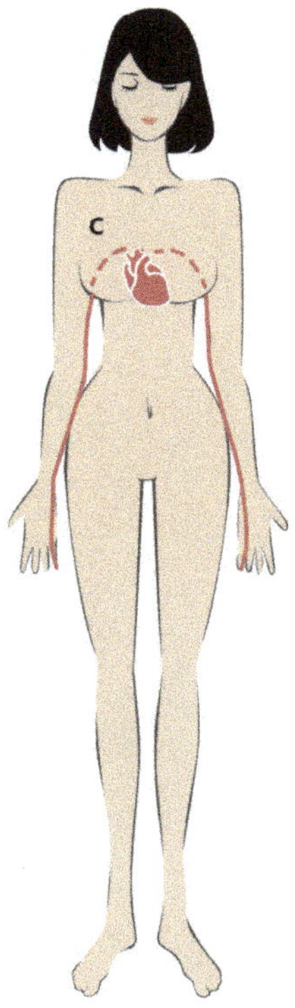

imagen 17: Corazón

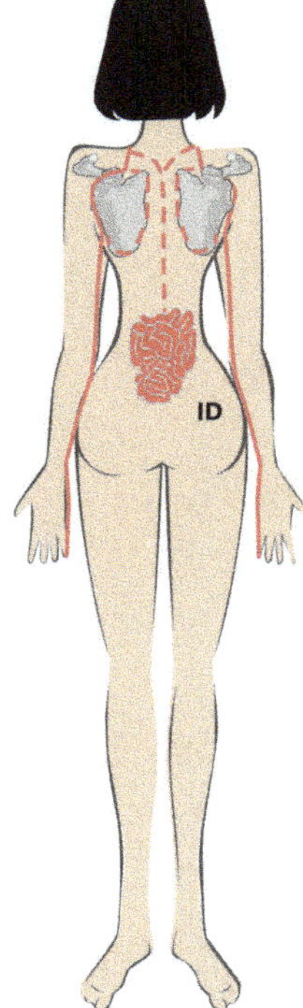

imagen 18: Intestino delgado

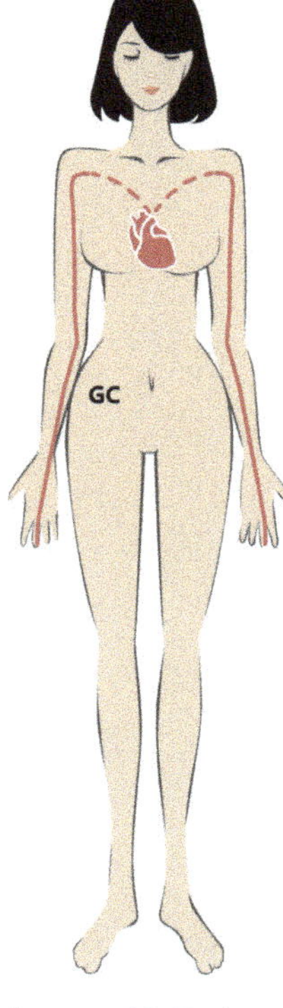

imagen 19: Pericardio/Gobernante del corazón

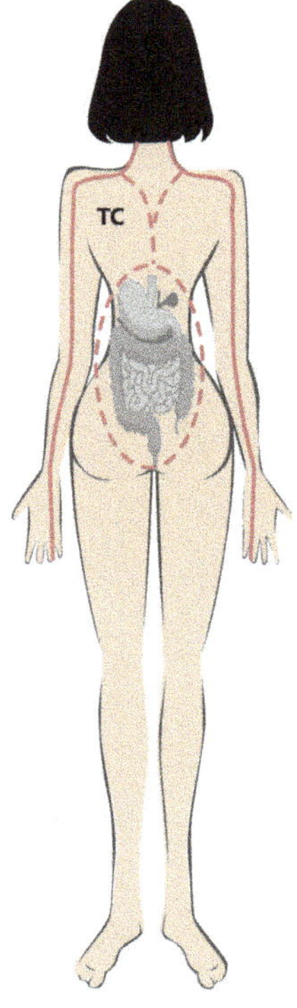

imagen 20: Triple calentador

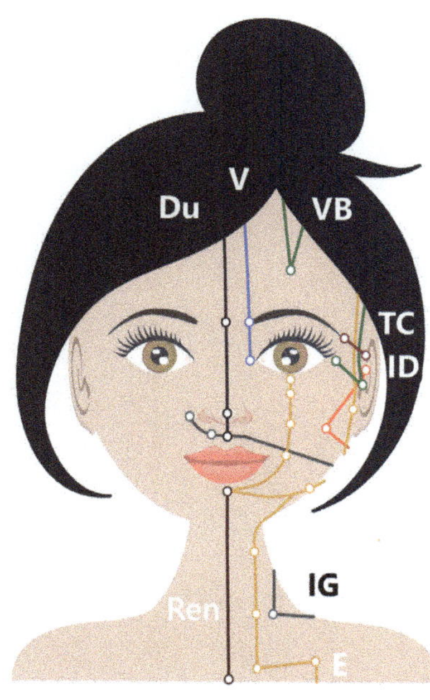

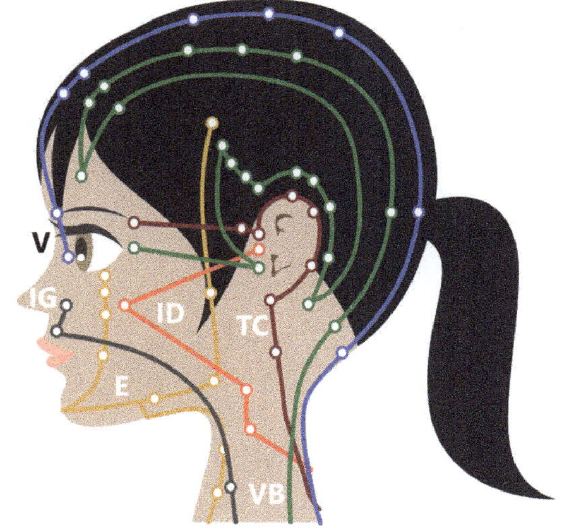

imagen 27: Canales de la cara

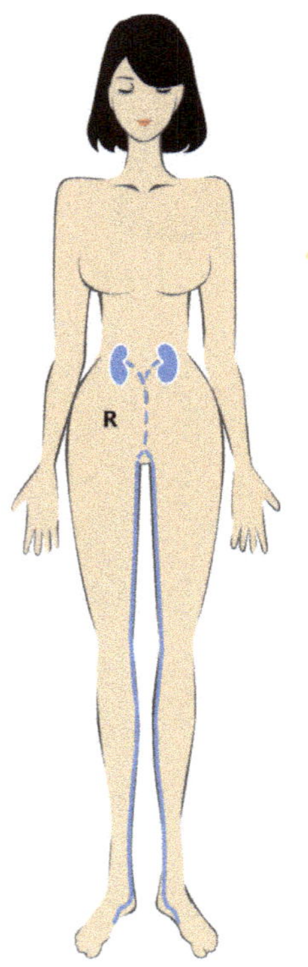

imagen 21: Riñón

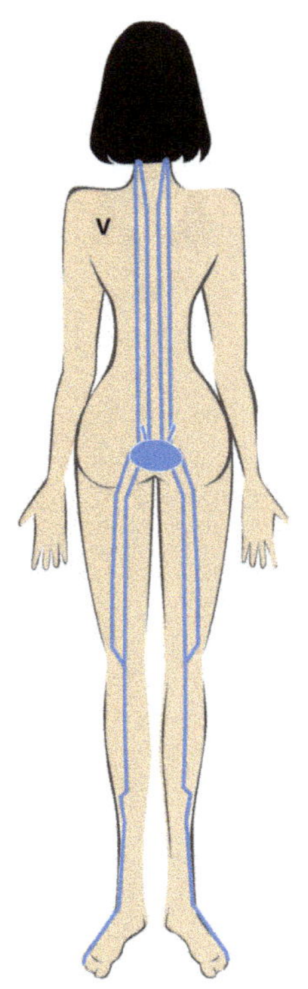

imagen 22: Vejiga

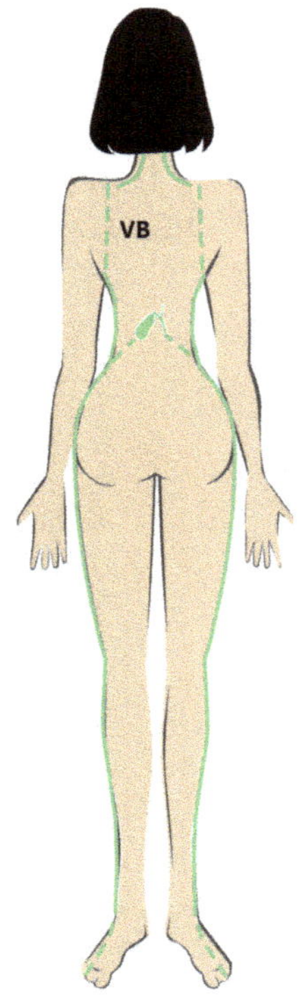

imagen 23: Vesícula biliar

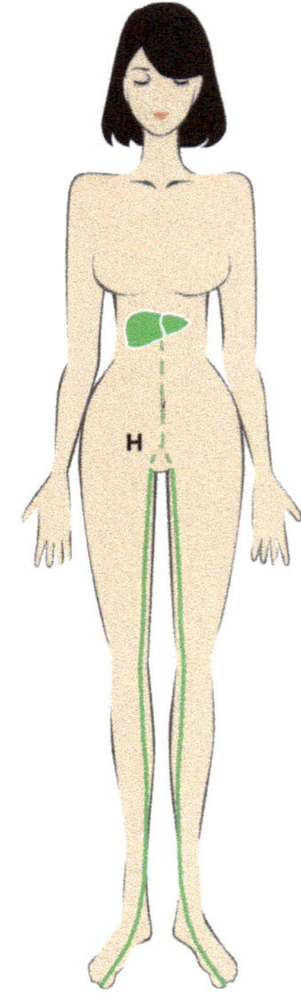

imagen 24: Hígado

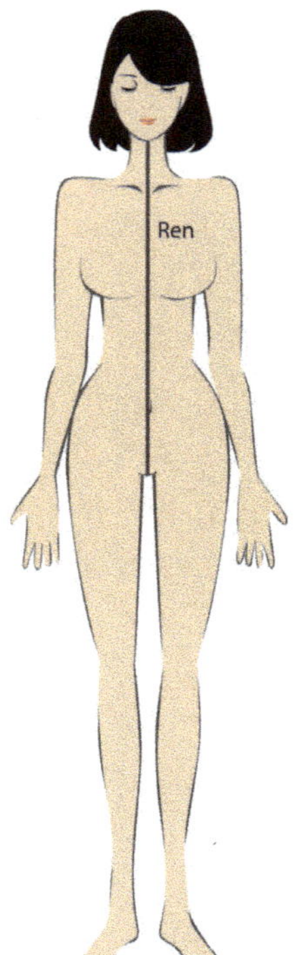

imagen 25: Ren

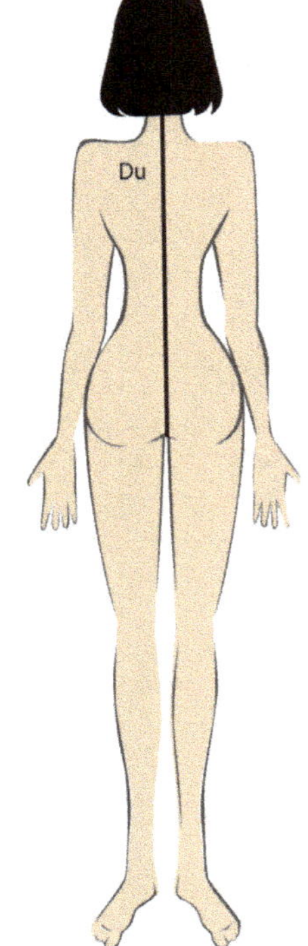

imagen 26: Du

- Ren - desde la zona genital hasta la barbilla en la parte delantera del cuerpo.
- Du - desde el labio superior hasta debajo de las nalgas en la parte posterior del cuerpo.

CANALES DE LA CARA

El conocimiento de este sistema es muy útil a la hora de pensar en tratamientos de la cara. Esto se debe a que uno de cada par de canales del cuerpo pasa directamente por la zona facial. Estos se conocen como los canales Yang. Los que se detienen o comienzan en el cuerpo y no en la cabeza se denominan canales Yin. Como extensión de los canales corporales, la imagen 27 muestra los mismos canales con más detalle sobre el cuello y la zona facial.

- Ren - en la línea central por encima de los labios.
- Du - en la línea central por debajo de los labios.
- Intestino grueso (IG) - termina al lado de la fosa nasal.
- Vesícula biliar (VB) - pasa por el lado de la cabeza hasta el ojo
- Estómago (E) - se ramifica en dos líneas en la cara
- Triple calentador (TC) - alrededor de la oreja y hasta la ceja.
- Intestino delgado (ID) - a través de la mejilla hasta la oreja.
- Vejiga (V) - sobre la parte superior de la cabeza.

Como puede verse en estas imágenes, su cara está conectada a su cuerpo a través de esta intrincada red. Recuerda que no se trata de canales energéticos imaginarios que fluyen por su cuerpo, sino de planos demostrables en el tejido conectivo. Una de las formas más claras de ver esto es observando cómo estos canales trabajan conjuntamente con otra capa conocida como los canales tendinosos-musculares. Y para explorar esto, tenemos que empezar por la piel.

CAPAS DE LA PIEL

Si analiza la piel, notará que en lugar de ser una pieza unificada que se asienta entre sus entrañas y el mundo exterior, hay capas y capas de tejido, cada una con su propia función (véase imagen 28).

1. La epidermis es la capa más externa y protege el cuerpo fabricando nuevas células cutáneas y produciendo melanina.
2. La dermis se encuentra debajo con los vasos sanguíneos, las glándulas sudoríparas, las raíces del pelo y las terminaciones nerviosas.
3. Debajo se encuentra la grasa subcutánea, que contiene tejido conectivo, proporciona acolchado y ayuda a controlar la temperatura del cuerpo.

Cada una de estas capas puede subdividirse en otras con más funciones y si nos fijamos en la grasa subcutánea de la cara, podemos encontrar algo llamado sistema aponeurótico muscular superficial (SMAS) que se encuentra entre la grasa facial profunda y la superficial.

SMAS

A menudo se hace referencia a él en las cirugías de lifting facial y se cree que es una extensa capa fibromuscular que interconecta los músculos expresivos de la cara. Como el SMAS distribuye las contracciones de estos músculos faciales a la piel, cualquier cambio en él tendrá un impacto en su apariencia.

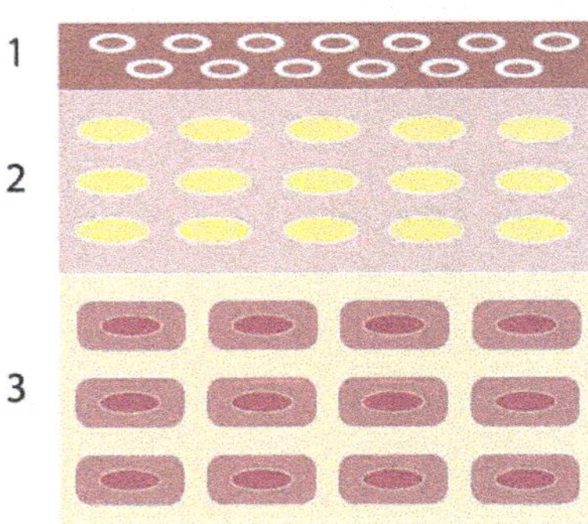

imagen 28: Capas de la piel

Por lo tanto, el SMAS actúa como un enlace membranoso continuo de músculo a músculo, de tendón a tendón y de tejido a tejido en la cara. Esto fue sugerido por primera vez en los círculos científicos por dos investigadores en 1976, pero en realidad, este tipo de conexión fue descrito en el Huangdi Neijing, un libro escrito en China en el siglo II de d. C. Se llamaba la teoría del Jingjin, que puede traducirse como los canales tendinomusculares.

LOS CANALES TENDINOMUSCULARES

Si observáramos el sistema de canales como lo hicimos con la piel, veríamos que por debajo de la piel y por encima de los canales principales que vimos antes, están los canales tendinomusculares (TM) que conectan los músculos, los tendones y los ligamentos y los tejidos, las articulaciones y la piel (véase imagen 29).

RED DE MÚSCULOS

Para evitar cualquier confusión, estos canales TM siguen generalmente un recorrido muy similar por el cuerpo al de los canales principales. Los colores de la ilustración también son los mismos: la vesícula biliar es verde, el estómago es amarillo, la vejiga es azul, el intestino grueso es gris oscuro, el intestino delgado es rojo y el triple calentador es morado. La principal diferencia es que en lugar de líneas que serpentean por el cuerpo, estos canales fluyen por la red de tejido conectivo en una banda gruesa a través de los principales grupos musculares. Por lo tanto, si siguiéramos los canales TM, iríamos de músculo a músculo hacia arriba o hacia abajo a lo largo del cuerpo, aproximadamente alineados con la trayectoria de los canales primarios.

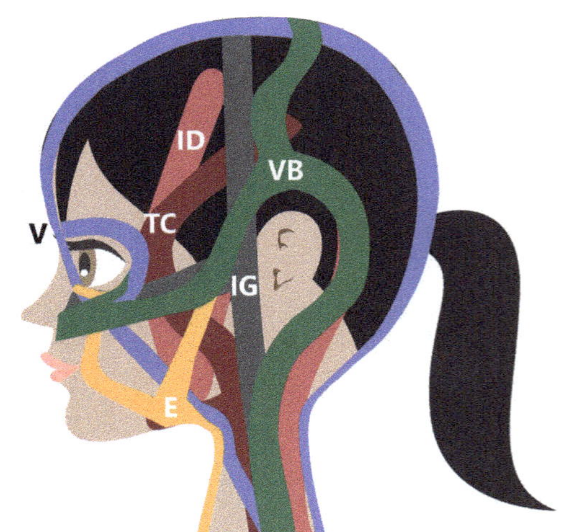

imagen 29: Canales TM

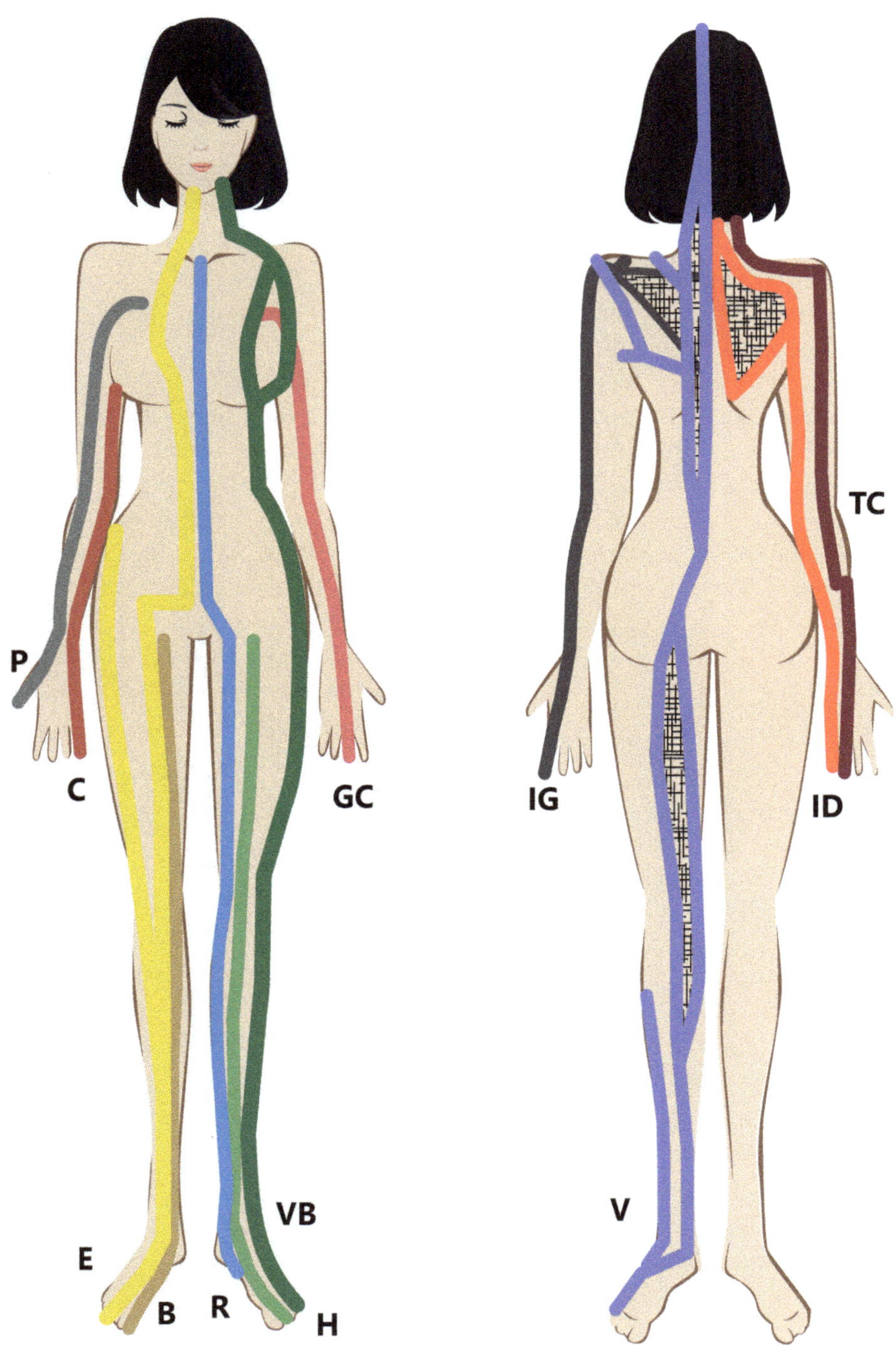
P
C
GC
IG
ID
TC
E
B
R
H
VB
V

CANALES TM DEL ESTÓMAGO

Tome como ejemplo el canal TM del estómago (E). Casi todos los músculos de la cara por debajo del nivel de los ojos se consideran parte del canal estómago TM. Continúe hacia abajo en la parte delantera de su cuello con los músculos estemohioideos y estetiroideos. A continuación, salte hacia abajo con el recto abdominal y los músculos psoas e iliacos por detrás. A continuación, diríjase hacia los grandes músculos frontales del muslo -el vasto lateral, el vasto intermedio y el recto femoral-, luego el tibial anterior en la parte inferior de la pierna y el extensor del dedo gordo corto en el tobillo y el pie. Si superpusiéramos el canal primario del estómago sobre este cuadro muscular, veríamos que la línea pasa exactamente por cada una de estas zonas musculares.

IMPORTANCIA DE LOS CANALES TM

La importancia de los canales TM en términos de la cara es que proporcionan una fuente externa de energía celular, nutrientes y oxígeno para los músculos, tendones y ligamentos y ayudan a controlar las acciones musculares reflexivas del cuerpo, de forma muy parecida al SMAS descrito anteriormente. Esto significa que cuando levanta las cejas instintivamente para expresar sorpresa, los músculos recurren a esta fuente fibromuscular para poder moverse con eficacia. También puede significar que uno de los signos de un problema de flujo sanguíneo en estos canales es cuando los músculos se vuelven laxos y pierden su elasticidad.

COMBINANDO LOS CANALES

Para que los tratamientos Gua sha sean más eficaces, podemos combinar el conocimiento de las distintas trayectorias de los canales (tanto el primario como el TM), de modo que en lugar de un tratamiento local en los músculos faciales, se puede tratar el canal en una zona más baja del cuerpo para realizar cambios en el rostro.

Por ejemplo, puede notar que la línea verde oscura del canal primario de la vesícula biliar (VB) baja por la frente, se detiene y luego vuelve a subir haciendo una forma de V. En el vértice de la V hay un punto que, cuando se estimula, afecta a la frente y a la zona de los ojos. Para tratar la frente, puede estimular directamente este punto de la vesícula biliar raspando en esta zona. Sin embargo, lo que también puede hacer es seguir el canal de la vesícula biliar a medida que baja por el cuerpo y raspar a lo largo de las zonas musculares. También podría hacer Gua sha en su canal emparejado de madera, el hígado, o en cualquier otro canal que pueda afectar al canal de la vesícula biliar, como el canal del corazón (C) o el del triple calentador (TC). Todos ellos pueden tener un efecto sobre el canal de la vesícula biliar, concretamente, sobre el lado de la cabeza y la frente.

Esta es la teoría en la que se basan las secuencias de Gua sha que continuará en la sección de tratamiento del libro.

6. CÓMO REALIZAR FACIAL GUA SHA

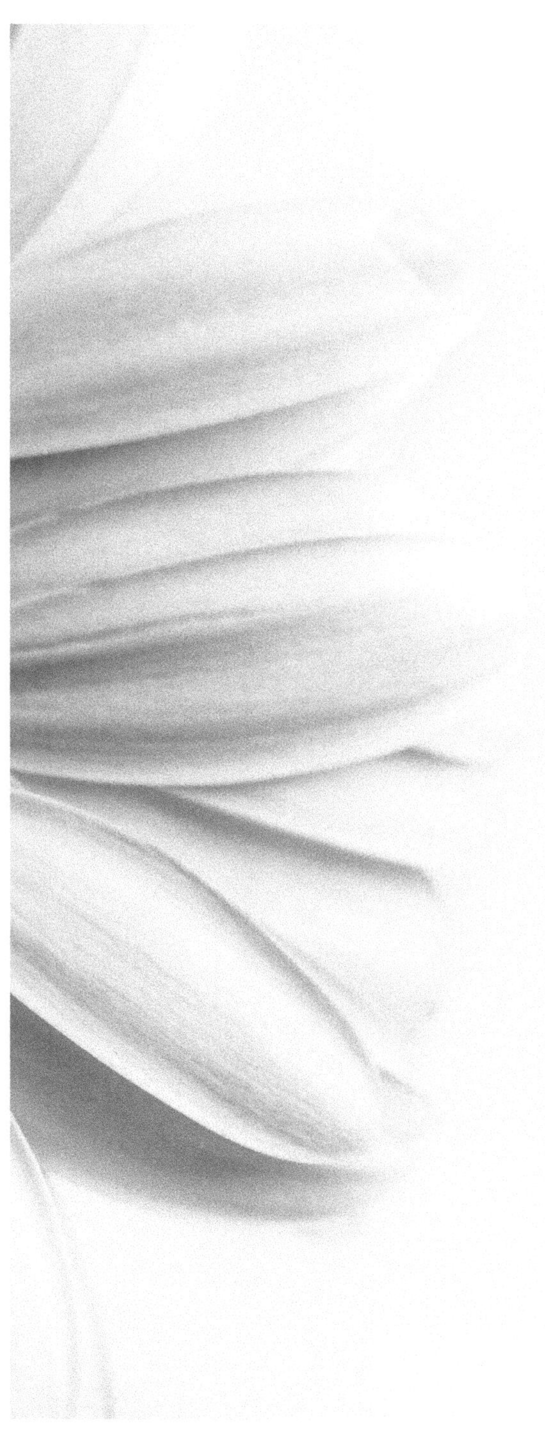

EQUIPAMIENTO

El Gua sha facial no necesita ninguna herramienta especializada para que funcione. Puede comprar herramientas con toda una gama de formas y materiales en tiendas especializadas o en Internet, pero también puede utilizar sus dedos o una cuchara sopera china y seguir obteniendo beneficios muy similares del Gua sha. En nuestra clínica tenemos herramientas de casi todas las formas, tamaños y materiales habidos y por haber. Pero según nuestra experiencia, no es en la herramienta en lo que debe centrarse, sino en cómo utilizarla eficazmente.

RASPAMIENTO SIN HERRAMIENTAS

La forma más sencilla y rápida de utilizar el Gua sha en el rostro es usando las manos, en lugar de una herramienta. Para ello debe conseguir que la forma de sus manos sea la correcta.

1. Cree un puño y meta el pulgar bajo el dedo índice. Utilice la superficie plana del hueso metatarsiano medio del dedo índice para los raspados. La articulación principal del dedo índice también puede utilizarse para presionar puntos (véase imagen 30).

2. Para las zonas a las que no llega esta forma de puño plano, puede ajustar el dedo índice para que se levante (véase imagen 31).

TÉCNICA DE RASPADO MANUAL

Utilizando la parte plana de la sección media del dedo índice, arrastre sus manos por la piel como lo haría con una herramienta de Gua sha. Siga los mismos procedimientos generales de la herramienta Gua sha y asegúrese de que el ángulo de la sección media del dedo índice esté a 90 grados de la piel.

Trate los lados de la cara de uno en uno - normalmente el lado izquierdo con la mano izquierda y el lado derecho con la mano derecha, pero lo contrario también vale. Mantenga una presión y una velocidad constante para que sea firme pero cómodo.

RASPAMIENTO CON HERRAMIENTA

Cualquier herramienta de Gua sha puede utilizarse para el Gua sha facial, pero es preferible una herramienta más pequeña para la zona de la cara, ya que es más fácil de manipular y controlar. Una herramienta que tenga una muesca cóncava, como algunas de las de resina que puede ver en muchas de las ilustraciones de este libro, tiene la ventaja adicional de poder seguir el borde de la línea de la mandíbula (una de las técnicas para la papada, por ejemplo). Sea cual sea la herramienta que utilice, tenga en cuenta su forma y asegúrese de que haya un borde más largo, como el que está representado en la imagen 32 por el rectángulo, y un borde más corto y redondeado, como el que está representado por el círculo.

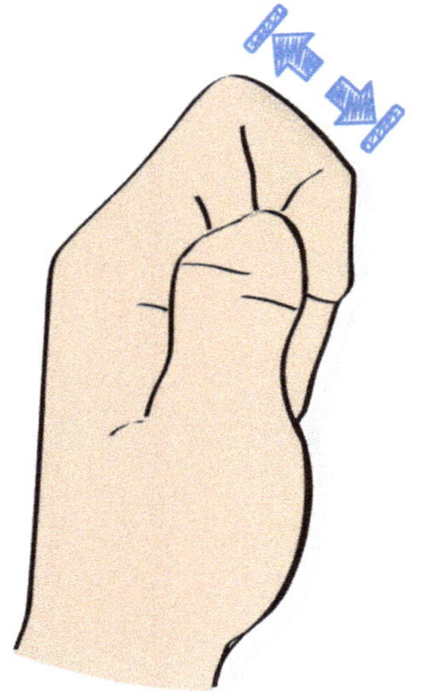

imagen 30: Forma de sus manos

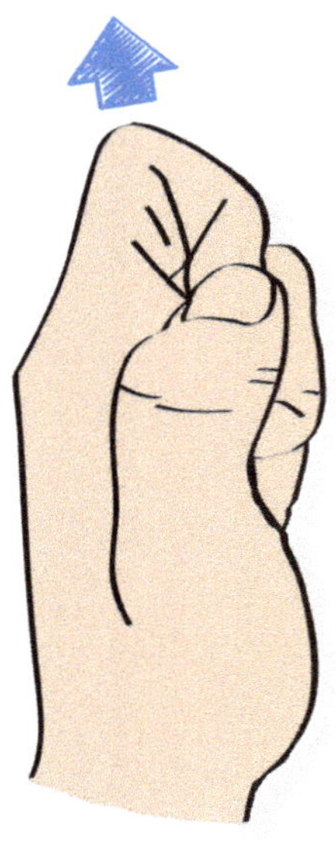

imagen 31: Forma de sus manos

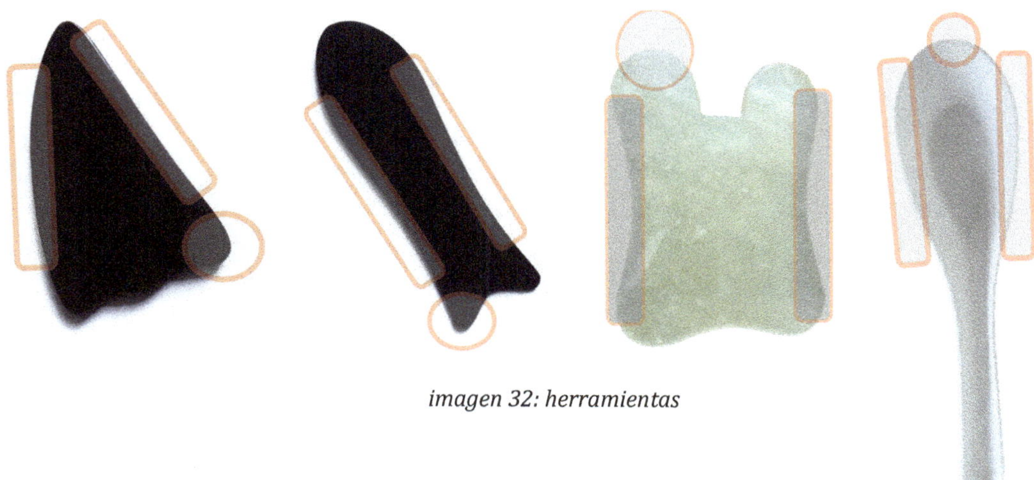

imagen 32: herramientas

Recuerde que, una herramienta de Gua sha especialmente fabricada es estupenda, por lo que, si puede hacerse con una, se la recomiendo encarecidamente. Sin embargo, no es necesario comprar nada especial para hacer Gua sha facial. Una cuchara de sopa china es perfectamente adecuada para el tratamiento. Las ventaja de una cuchara sopera china (véase imagen 33) es que son fáciles de adquirir, son baratas y están hechas de porcelana, lo que las hace fáciles de limpiar y de sustituir (cuando inevitablemente se le caiga).

PRESIÓN

A la hora de tratar el cuerpo, se necesita una cantidad de presión variable según la parte del cuerpo. Si se trata de una zona con un músculo grande y grueso, como la parte media de la espalda, se puede aumentar la presión con cada raspado. La cara, sin embargo, no requiere la misma presión. De hecho, en algunas zonas la piel es muy fina y puede dañarse fácilmente con la herramienta. Por lo tanto, es importante ser coherente con la cantidad de presión aplicada al mover

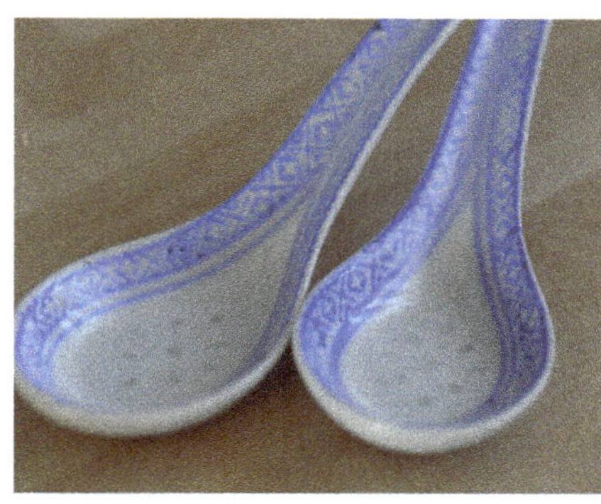

imagen 33: Cuchara sopera china

la herramienta por la cara y presionar de forma relativamente ligera. Presione lo justo para estirar la piel y no más. Lo último que la mayoría de la gente quiere es que aparezcan los puntos rojos de las petequias en su cara.

LUBRICANTE

PARA EL ROSTRO

Si se limita a raspar una herramienta Gua sha por la cara, la fricción entre la piel y la herramienta puede no ser una experiencia muy agradable. Por lo tanto, se necesita algún tipo de lubricación que proporcione una barrera para que la herramienta se deslice en lugar de clavarse en la piel.

Como lubricación son ideales pequeñas cantidades de aceites o cremas faciales. Una simple crema hidratante es perfectamente suficiente. No es necesario gastar mucho dinero en lubricante si no se desea: el agua y el jabón son estupendos. Sólo tiene que asegurarse de que el lubricante no se absorba rápidamente en la piel, ya que entonces perdería su efecto lubricante. Los aceites que se utilizan para el Gua sha corporal probablemente no sean apropiados para la cara, pero hay una gran variedad de aceites y cremas que pueden utilizarse para facilitar y mejorar el tratamiento en términos de cuidado de la piel. En cuanto a cuál es el mejor, depende del tipo de piel que tenga.

En la medicina oriental, por ejemplo, se cree que los productos a base de aguacate refuerzan la consistencia de la sangre y lubrican los pulmones y los intestinos. Cuando se aplica a la piel en forma de aceite de aguacate tiene una cualidad lubricante y fortalecedora similar, y se cree que mejora la hidratación y la elasticidad de la piel.

Los aceites de sésamo son otro gran lubricante. En el interior del cuerpo se utiliza para lubricar los intestinos y así ayudar al estreñimiento, y en la piel para combatir las zonas secas y agrietadas.

Se cree que la onagra regula los fluidos en el cuerpo. Es conocida por su alta concentración de un ácido graso llamado ácido gamma-linolénico, que se cree que regula las funciones celulares y tiene propiedades antiinflamatorias.

La selección de aceites y cremas es amplia y variada y la gente suele tener sus preferencias, así que elija la más adecuada para su piel. Pero no se obsesione demasiado con la lubricación. Es el Gua sha el que hace los cambios y no tanto su elección de aceites o cremas.

PARA EL CUERPO

Para los tratamientos Gua sha en el resto del cuerpo, donde la piel suele ser menos delicada, puede utilizar cualquier cosa, desde aceites de masaje mezclados o aceites vegetales que pueda encontrar en la cocina hasta VapoRub o Vaselina. Si lo prefiere, también puede raspar sobre ropa ligera sin necesidad de lubricación. Si tiene algún problema de piel, por supuesto, debe tenerlo en cuenta.

TÉCNICAS DE GUA SHA

Hay importantes técnicas de raspados que se utilizan con frecuencia en el Gua sha facial que son muy distintas a las que se utilizan en otras partes del cuerpo. Estas técnicas son más suaves y consisten en apoyar y fortalecer el rostro y el cuerpo.

Con cualquier tratamiento estético en el rostro se debe tener mucho cuidado para no marcar la piel. La idea es ser firmes pero muy ligeros y, si aparecieran marcas, reevaluar inmediatamente lo que se está haciendo.

Las principales técnicas son las siguientes:

CÓMO REALIZAR FACIAL GUA SHA

A. BARRER (imagen 34)

- Utilice el lado de la herramienta Gua sha (vea la sección de herramientas para más detalles). Cada raspado es un movimiento continuo e ininterrumpido de principio a fin. Es una acción fluida muy parecida a la de limpiar las ventanas con una hoja de goma larga, planchar el pliegue de una sábana o el movimiento de un pincel por un lienzo.
- Presione ligeramente la herramienta mientras barre, pero lo suficientemente profundo como para empujar el músculo y el tejido.
- El contacto entre la herramienta y la piel se mantiene todo el tiempo.
- La técnica debe dejar la piel ligera y temporalmente enrojecida, pero no debe dejar ningún enrojecimiento o decoloración de la piel.

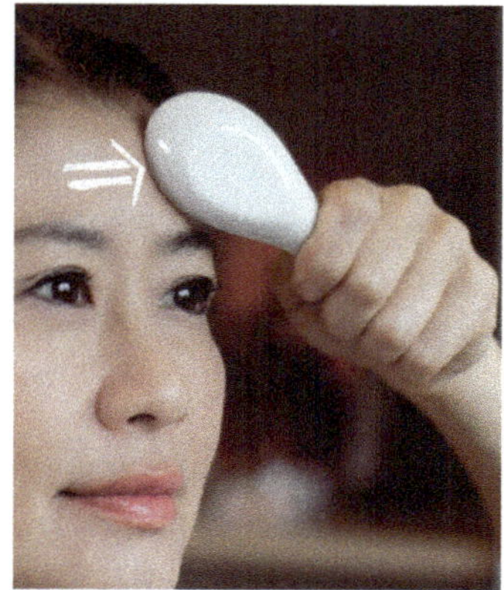

imagen 34: Barrer

B. CÍRCULO EN MOVIMIENTO (imagen 35)

- Utilice la esquina redondeada de la herramienta y, aplicando sólo una ligera presión, desplácese lentamente con un movimiento circular.
- El contacto entre la herramienta y la piel se mantiene todo el tiempo.
- El resultado no debería ser más que una piel ligeramente enrojecida, sin rojeces.

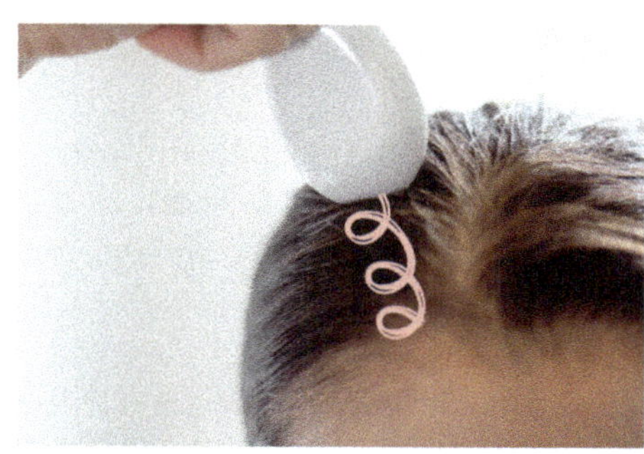

imagen 35: Círculo en movimiento

C. CÍRCULO ESTÁTICO (imagen 36)

- El círculo estático es un movimiento circular fijo en un punto utilizando la esquina de la herramienta. Se utiliza con poca presión y en zonas más sensibles como las sienes y cerca de los ojos.
- La herramienta toca la piel en un punto fijo y el movimiento del círculo se produce desde el brazo y la muñeca.

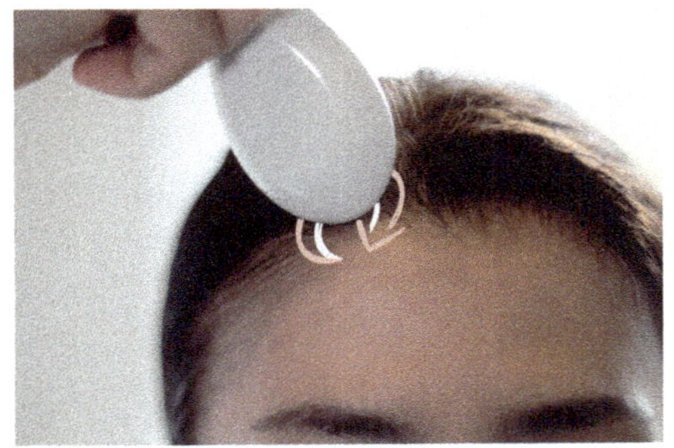

imagen 36: Círculo estático

D. RASPADO ANCHO (imagen 37)

- Utilice la parte lateral de la herramienta Gua sha para presionar y raspar (al mismo tiempo) con la herramienta. Cada raspado debe ser medida, firme y con una presión consistente.
- El raspado ancho tiene raspados más cortos y fuertes que la técnica de barrido.
- Esta técnica se utiliza sobre la cabeza y el cuerpo, y puede generar «sha» en la piel.

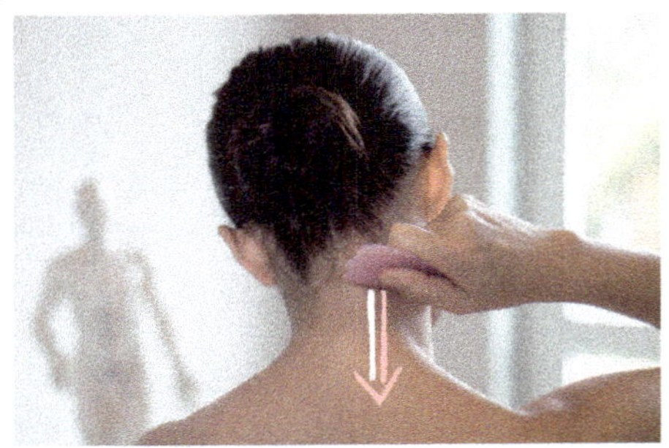

imagen 37: Raspado ancho

E. RASPADO ESTRECHO (imagen 38)

- Esta técnica es similar a la del raspado ancho. La diferencia es que se utiliza el extremo redondeado de la herramienta para el raspado en lugar del lado más largo, lo que significa que la superficie de la piel tratada es mucho más estrecha y el efecto es, por tanto, más centrado y fuerte.
- Esta técnica se utiliza en el cuerpo y al igual que el raspado ancho puede generar «sha».

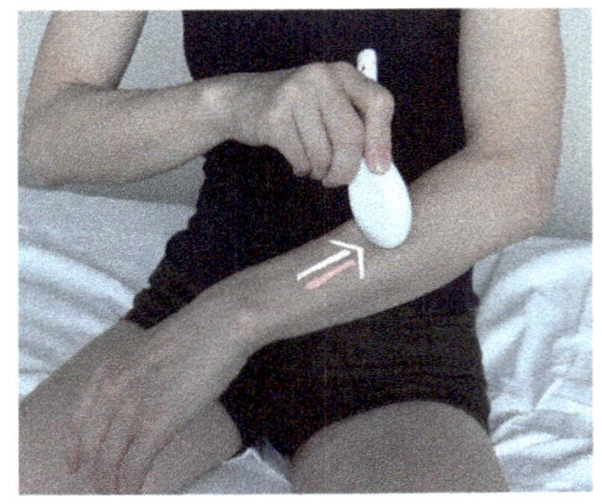

imagen 38: Respado estrecho

7. PREPARE SU ROSTRO

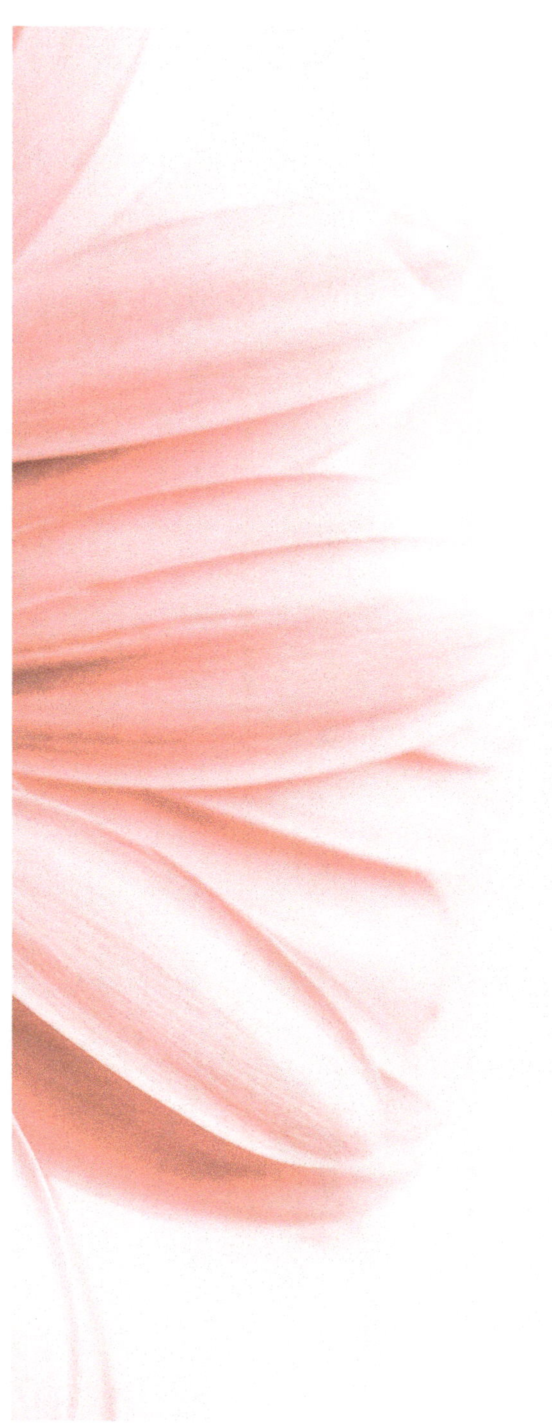

TONIFIQUE SU ROSTRO

PRECAUCIÓN

Puede parecer obvio, pero no realice Gua sha en los ojos, los labios, la lengua, las fosas nasales o cerca del canal auditivo, ya que el raspado puede dañar estas zonas más sensibles de la piel.

Si tiene granos, manchas o cualquier rasgo cutáneo elevado en la piel, no raspe sobre ellos. Si se trata de una zona pequeña, puede cubrirla con el dedo de la otra mano mientras raspa o barre su alrededor. Para las zonas afectadas más grandes, es mejor evitarlas. En su lugar, raspe sobre las zonas de su cuerpo que traten esa zona.

SECUENCIA DE AFLOJAMIENTO

Al igual que el ejercicio físico, antes de tratar y tonificar los músculos faciales, los tejidos y sus áreas relacionadas, debe calentarlos. Esto puede hacerse con la siguiente secuencia de aflojamiento que está diseñada para aflojar los músculos de la zona facial y de la cabeza. Cada vez que vaya a realizar un tratamiento, relaje primero los músculos con estos suaves ejercicios y reduzca así la probabilidad de que el tratamiento Gua sha produzca petequias o marcas «sha» no deseadas en su piel.

A. AFLOJE LA CABEZA

En primer lugar, relaje indirectamente los músculos faciales aflojando la cabeza. En realidad es una técnica que funciona a muchos niveles.

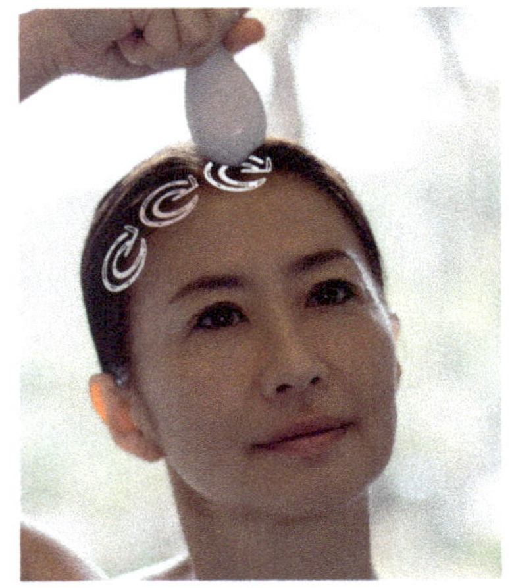

imagen 39: Paso 1

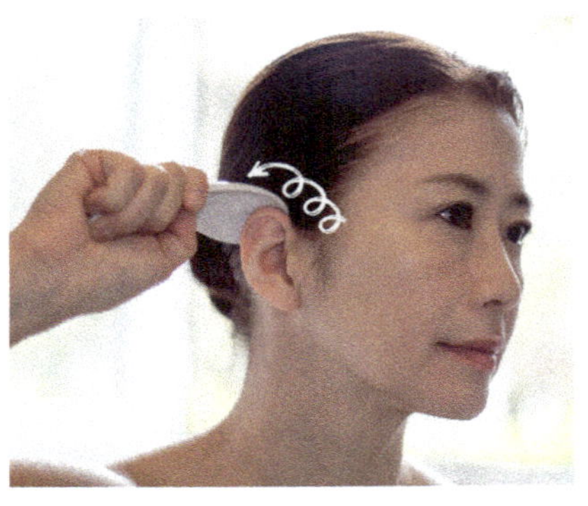

imagen 40: Paso 2

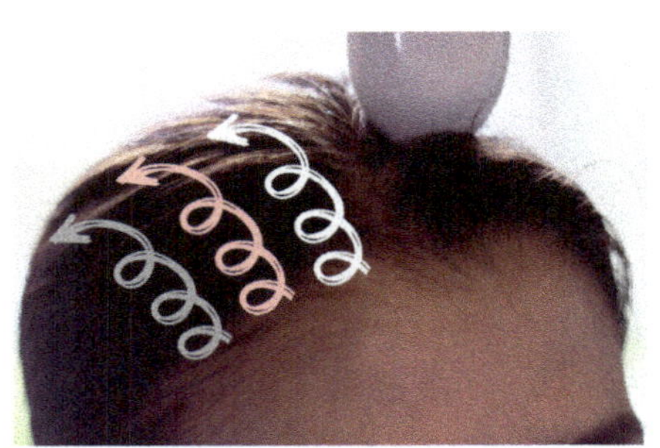

imagen 41: Paso 3

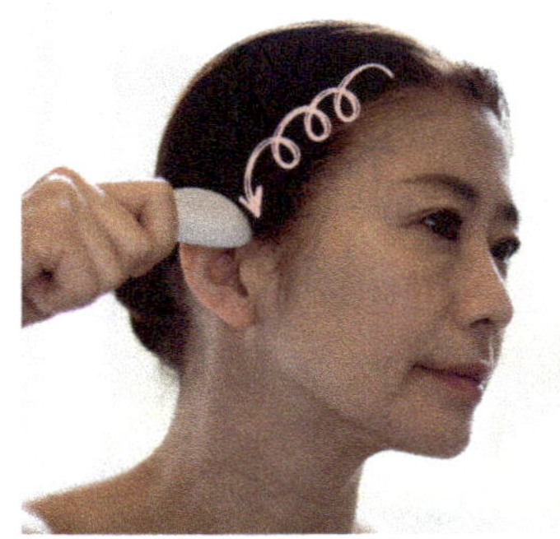

imagen 42: Paso 4

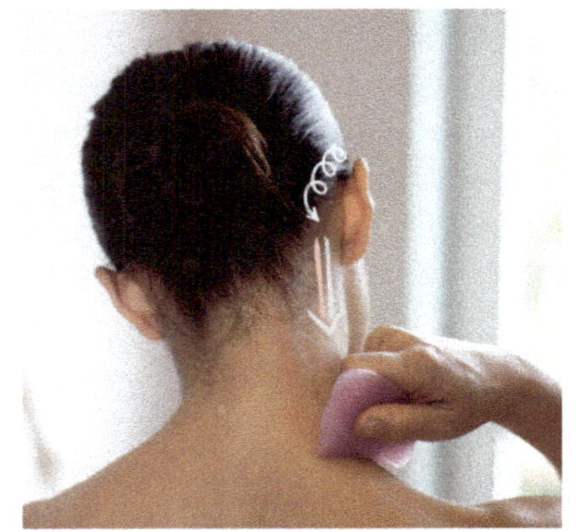

imagen 43: Paso 5

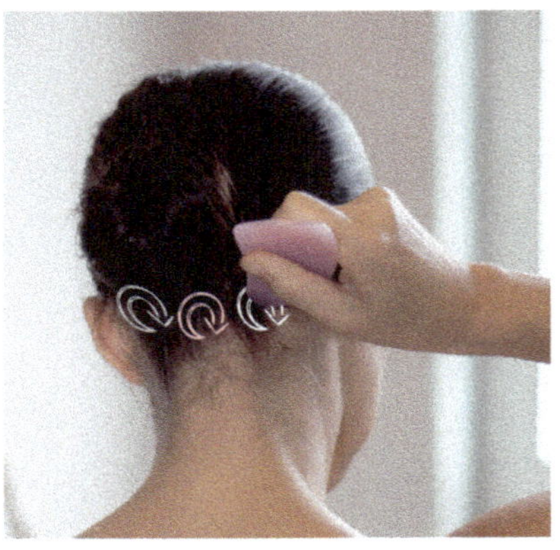

imagen 44: Paso 6

Asegure que los grandes grupos de músculos y tejidos como la galea aponeurótica (la membrana que cubre la parte superior de la cabeza), el occipital (en la parte posterior de la cabeza), el temporal, el temporoparietalis y el auricular (que están todos a los lados de la cabeza) se vuelvan menos tensos, lo que aflojará indirectamente la cara.

Como cada uno de estos grupos de músculos y tejidos corresponden a canales TM (la vejiga, la vesícula biliar, el triple calentador y el intestino delgado, respectivamente), significa que también estarás aflojando los músculos que se encuentran a lo largo de estos canales musculares.

También representa la estimulación directa de los canales primarios del Du, de la vesícula biliar, de la vejiga y del triple calentador que discurren por la zona de la cabeza.

Así, aunque parezca que sólo está arrastrando un objeto romo sobre la piel, en realidad está haciendo algo mucho más significativo y profundo para su salud y bienestar.

SECUENCIA DE LA CABEZA

Nota: Esta secuencia se realiza en su mayor parte detrás de la línea del cabello y no es necesario lubricar su cabeza si tiene pelo. Si no es así y para cualquier parte que haya perdido el pelo, lubrique como lo haría con cualquier parte del cuerpo.

1. Comience con una técnica de círculo estático. Continúe durante unos 5 segundos en cada uno de los tres puntos de la línea capilar frontal: uno en la línea media, otro en la esquina de la cabeza y otro en el medio (véase imagen 39).

2. A continuación, utilice la técnica del círculo móvil desde el punto medio hasta la parte delantera de la oreja (véase la imagen 40). Repítalo tres veces.

3. Continúe con la técnica del círculo móvil, pero esta vez desde la parte superior a la frente hacia atrás por encima de la cabeza (véase imagen 41). Comience cerca de la línea central y haga un círculo hacia atrás sobre su cabeza en dirección al occipucio. A continuación, repítalo dos veces más, acercando cada vez el trazado al lado de su cabeza.

4. Utilice la técnica del círculo móvil desde la parte delantera de la oreja, rodee la parte superior y continúe por detrás (véase imagen 42). Repita la operación tres veces.

5. Desde la parte posterior de la oreja, continúe el movimiento hacia el lado del cuello (véase imagen 43). Cambie de la técnica de círculo móvil a la de barrido para acariciar los músculos del cuello. Repítalo tres veces.

6. Utilice la técnica del círculo estático en el punto medio del occipucio en la parte posterior de la cabeza durante 5 segundos. A continuación, haga círculos estáticos en un punto a cada lado, a unos tres dedos de distancia, durante 5 segundos en cada uno. Asegúrese de que está en el músculo por debajo del hueso y no en el cráneo (véase imagen 44).

7. Repita los pasos 1-6 en el otro lado de la cabeza.

B. AFLOJE SU ROSTRO

Al igual que la cabeza, aflojar el rostro es mucho más que dar vueltas ligeramente con la herramienta Gua sha sobre la superficie de la piel. Su rostro está lleno de puntos, canales y grupos musculares y esta técnica proporciona la estimulación y relajación local inicial antes del tratamiento de Gua sha local.

SECUENCIA DEL ROSTRO

Extienda una pequeña cantidad de lubricante en su rostro con suavidad, asegurándose de que haya suficiente para lubricar ligeramente pero no demasiado como para que resulte resbaladizo.

Repita cada parte en el otro lado de su rostro también.

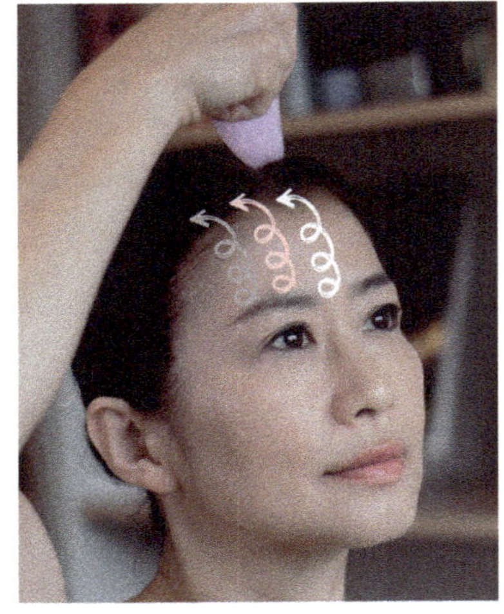

imagen 45: Paso 1

1. Coloque la esquina del instrumento en el punto medio del entrecejo. A continuación, utilice la técnica del círculo móvil hacia arriba por la frente hasta justo por debajo de la línea del cabello. Repita este trazado una segunda vez. Acérquese un dedo de ancho a la sien y repita este movimiento circular hacia arriba por frente. Cada línea debe subir paralela a la anterior hasta el borde de la frente. Y cada línea circular debe repetirse de tres a cuatro veces. Es muy importante que la presión sea ligera y que el movimiento sea firme pero suave (véase imagen 45).

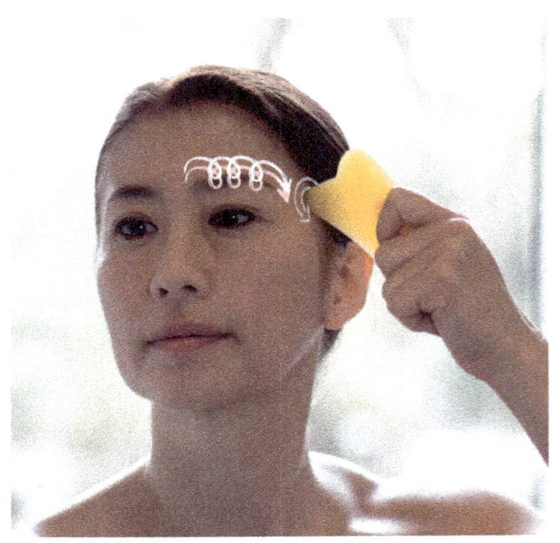

imagen 46: Pasos 2 y 3

2. Comience en el entrecejo y haga un círculo (moviéndose) hacia fuera a lo largo de la ceja hasta el final. Repita de nuevo por encima de la ceja (véase imagen 46). Repítalo tres veces.

3. Haga círculos estáticos en la zona de la sien - presione ligeramente con la esquina de la herramienta mientras realiza un movimiento circular. Continúe así durante 10 segundos (véase imagen 46).

4. Comience en la esquina interior del ojo y haga un círculo (moviéndose) alrededor de la cuenca inferior del ojo. Termine en la sien (véase imagen 47).

5. Comience en el lateral de la nariz, a la mitad de la misma y siga el hueso de la mejilla haciendo un círculo (moviéndose) hasta la sien (véase imagen 47).

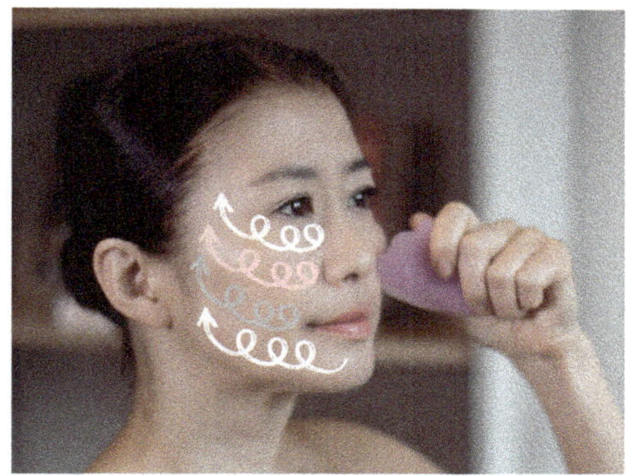

imagen 47: Pasos 4-7

6. Empiece en la comisura de los labios y haga un círculo (moviéndose) hacia fuera y hacia arriba hasta la sien (véase imagen 47).

7. Desde el punto medio de su barbilla, haga un círculo (moviéndose) hacia fuera y hacia arriba hasta la sien (véase imagen 47). Repita los pasos 4-7 tres veces.

8. Vuelva al punto medio de su barbilla pero vaya más abajo, justo debajo del hueso de la mandíbula y sígalo hasta debajo de la oreja (véase imagen 48). Repita la operación tres veces.

9. Haga círculos desde debajo del surco nasolabial hasta los lados de las fosas nasales. Haga círculos hacia arriba y al llegar al puente de la nariz, siga la cuenca del ojo terminado en las sienes (véase imagen 49). Repítalo tres veces.

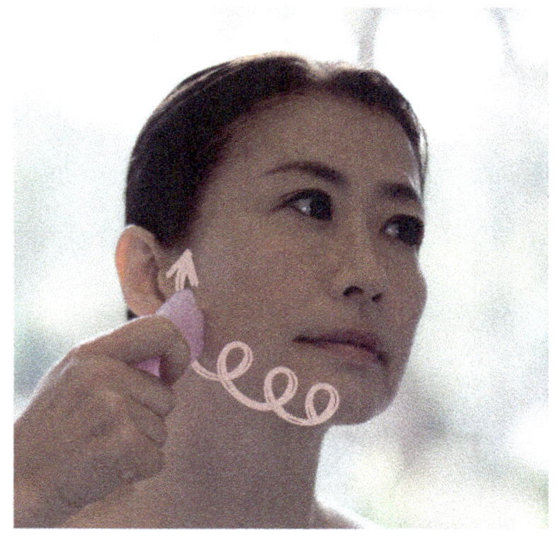

imagen 48: Paso 8

10. Repita los pasos 1-9 en el otro lado de su rostro.

Las secuencias de aflojamiento de la cabeza
y el rostro están diseñadas para realizarse
juntas como un conjunto de movimientos que
ayudan a relajar todos los grupos musculares
y canales importantes de la cabeza y el rostro.
Una vez relajados, estarán listos para la fase
del tratamiento.

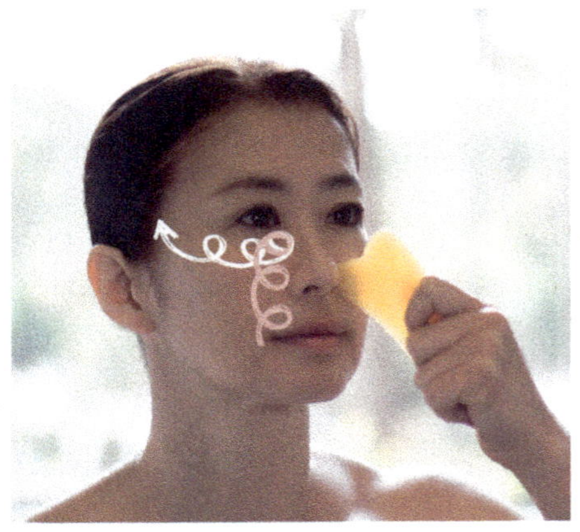

imagen 49: Paso 9

8. TRATE SU ROSTRO

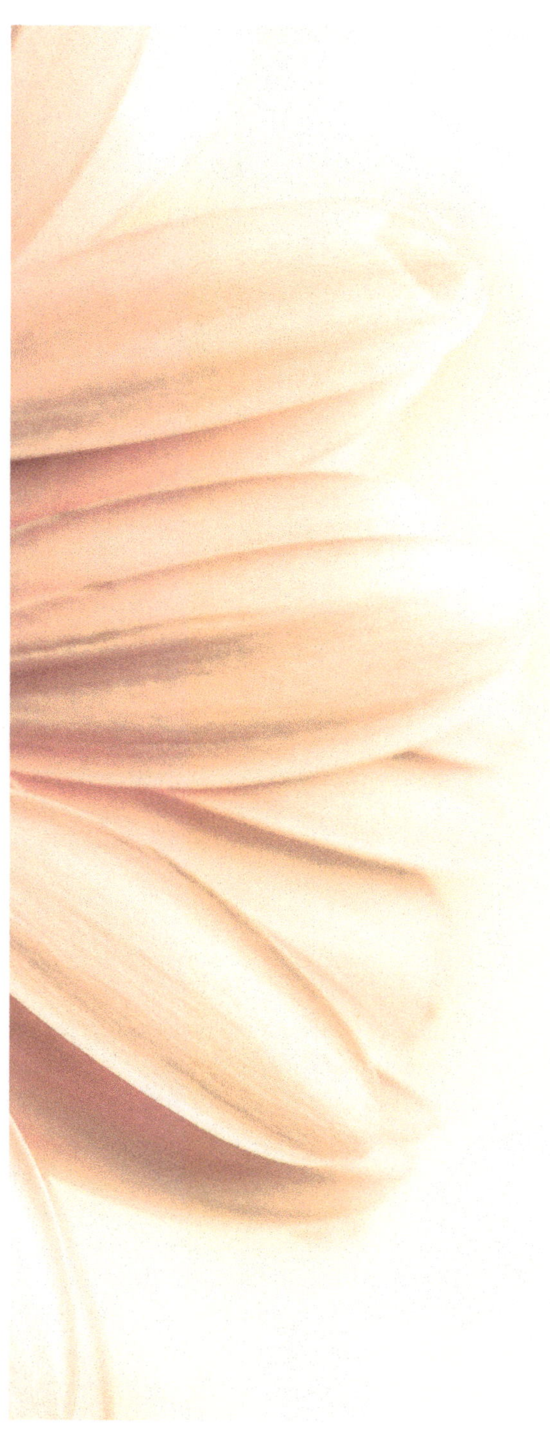

A. ZONA DE LA FRENTE

RASGOS COMUNES DE ENVEJECIMIENTO

Líneas de preocupación, arrugas del ceño y ptosis de las cejas

MÚSCULOS Y TEJIDOS

Quizá haya notado que la piel de su frente es mucho más gruesa que la de su rostro. Está formada por múltiples capas de piel, tejido conectivo subcutáneo/fluido y glándulas sudoríparas. También contiene varios músculos que controlan su expresión facial, conocidos como músculos «miméticos». De hecho, la zona de la frente puede dividirse en tres regiones distintas, cada una de las cuales es relevante para el tratamiento con Gua sha (véase imagen 50).

REGIÓN 1 (véase imagen 51)

La parte central de la frente contiene el mayor de los músculos miméticos, el frontalis (A), que es la parte frontal del delgado músculo epicráneo que se extiende por toda la cabeza hasta debajo del occipucio. Cubre la mayor parte de la zona de la frente y se divide limpiamente en dos mitades distintas, a cada lado de la frente. La piel de esta zona no tiene mucha elasticidad y está estrechamente fijada al músculo.

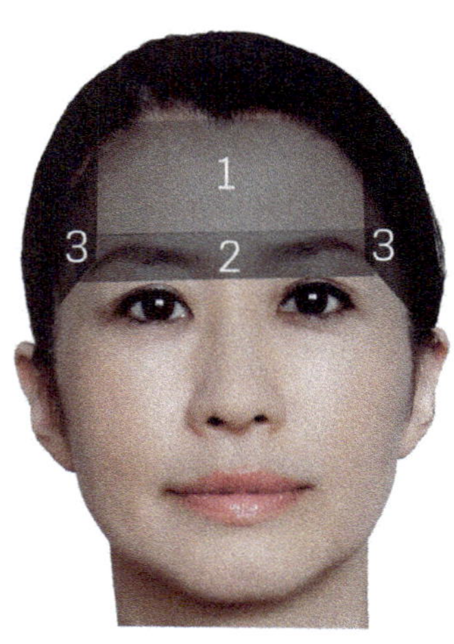

imagen 50: Zona de la frente

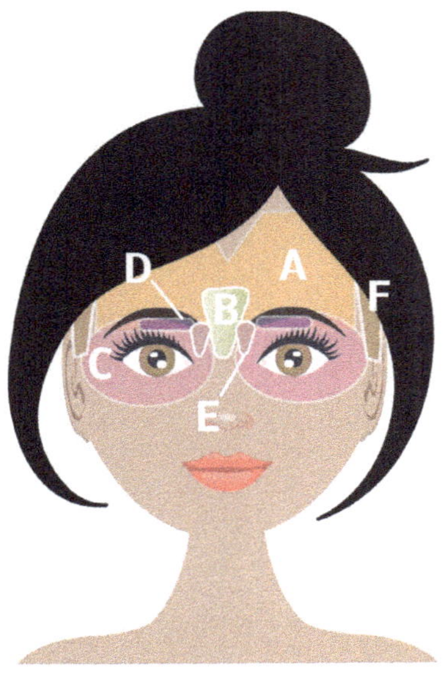

imagen 51: músculos de la frente

REGIÓN 2

La zona de las cejas está dominada por los depresores de las mismas, que están formados por lo siguiente:

- El músculo prócer (B) es un músculo de forma triangular que comienza en la fascia del hueso nasal y se eleva para insertarse en la piel del entrecejo.
- Debajo de las dos cejas se encuentran los músculos corrugador superciliar (D), que comienzan en la parte superior de la nariz y pasan por debajo de las cejas, detrás del músculo orbicular oculi (C).
- Los músculos depresor superciliar (E) son pequeños músculos que se extienden por debajo de las cejas y que trabajan estrechamente con el músculo orbicular de los ojos (C).

Estos actúan conjuntamente para tirar de las cejas hacia dentro y hacia abajo, formando líneas verticales en el puente de la nariz y un ceño fruncido en la zona de la frente.

REGIÓN 3

Los laterales de su frente desembocan en la zona de la sien que se vuelve más cóncava que la zona convexa del músculo frontal a medida que la piel se une a la fascia temporal (F).

La región de mayor interés en esta sección sobre la frente es la región 1, ya que el músculo frontalis es el principal detractor de la parte superior de la cara. Ayuda a levantar las cejas y se utiliza repetidamente durante cualquier conversación.

Con el tiempo el engrosamiento y alargamiento de este músculo puede crear una contracción crónica y líneas horizontales conocidas como «líneas de preocupación».

CANALES Y PUNTOS

Para entender esta zona en términos de medicina oriental, tenemos que observar los canales que recorren cada zona.

REGIÓN 1 (véase imagenes 52 y 53).

Los canales de la vesícula biliar (VB) y de la vejiga (V) comienzan en el rostro, pasan por la cabeza y descienden por la espalda y las piernas hasta terminar en los dedos de los pies.

El canal Du comienza debajo del hueso coxis, por debajo de las nalgas, y sube directamente por la columna vertebral, sobre la línea central de la cabeza y se detiene por encima de la boca. Cualquier tratamiento local de Gua sha en la parte delantera de la zona de la frente afectará a estos tres canales. Del mismo modo, si trata estos mismos canales más abajo en su cuerpo, puede afectar a su frente.

El VB-14 (blancura de yang) es un punto situado a dos dedos de ancho directamente por encima del punto central de la ceja. Está situado en el origen de la banda fibrosa de la galea aponeurótica que se extiende sobre la parte superior de la cabeza. Tiene una fuerte influencia sobre los ojos y los párpados, así como sobre la frente, y es en realidad el punto de encuentro de cuatro canales primarios. También es el punto de inserción del nervio motor en las fibras musculares, lo que significa que la estimulación aquí puede repercutir en toda la masa muscular. Por lo tanto, en el tratamiento de la frente, este punto es esencial.

REGIÓN 2

Los mismos canales fluyen a través de esta zona con la adición del canal del triple calentador (TC). Este canal comienza en el dedo anular y asciende por el brazo, el hombro, el cuello y la oreja para terminar en la ceja. El último punto es el TC-23 (hueco entre los estigmas del bambú) que se encuentra en el lugar de la inserción del músculo frontalis donde se conecta con la piel de las cejas. Este punto afecta a la cabeza, el rostro, las cejas y los ojos y se encuentra en el extremo exterior de las cejas.

Esta zona también contiene muchos puntos clave utilizados a menudo en el tratamiento, como:

- Yuyao (cintura de pez) está en el centro de la ceja e influye en los ojos y relaja los tendones.
- Yintang (sala de impresión) está en la glabela y en la inserción del nervio motor en el centro del músculo prócer. Tiene influencia sobre la congestión nasal, los dolores de cabeza y la calma de la mente.
- La vejiga 2 (unión de bambú) está directamente encima del rabillo del ojo, al comienzo de la ceja. Influye en toda la zona de las cejas, los ojos y los dolores de cabeza.

REGIÓN 3

El canal de la vesícula biliar (VB) comienza y el canal del triple calentador (TC) termina cerca del rabillo del ojo. Ambos canales atraviesan la zona de la sien y se conectan con la parte exterior de sus brazos (triple calentador) y la parte exterior de sus piernas (vesícula biliar).

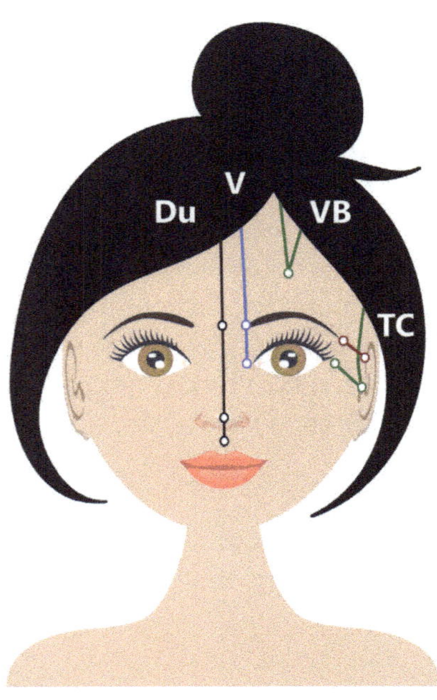

imagen 52: Canales de la frente

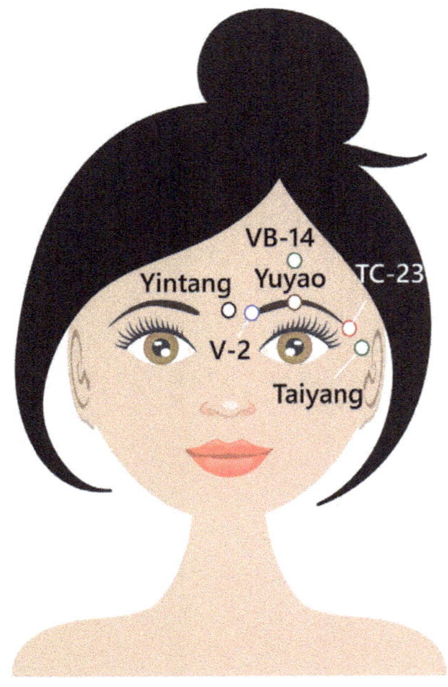

imagen 53: Zonas de la frente

El Taiyang (gran yang) se encuentra en la sien a la altura de sus ojos. Afecta a la zona de la sien, el rostro y los ojos. Es una de las zonas de peligro clave en las artes marciales donde se evita el contacto directo.

Como se ha mencionado anteriormente, los canales TM desempeñan una importante función en el cuerpo al llevar la nutrición a los músculos, tendones y ligamentos. En la zona de la frente, sólo uno pasa directamente a través del músculo frontalis: el canal TM de la vejiga (V) (véase imagen 29). Aunque sigue el canal de la vejiga tal y como se representa en el sistema de canales primarios, se convierte en una banda mucho más ancha que baja por la frente y llega a la nariz. Una rama del canal también pasa por la zona de las cejas.

SECUENCIA DE LA FRENTE

El Gua sha para la frente debe incluir un tratamiento local en el rostro y en la cabeza, combinado con un tratamiento distal en los brazos y las piernas. Los motivos son los siguientes:

- El tratamiento local en la zona de la frente afectará a los propios músculos de la frente y proporcionará una estimulación local de los tres canales principales y los puntos clave.

- El tratamiento en la cabeza afectará al músculo epicráneo, que se extiende desde la frente hasta el hueso occipital en la parte inferior del cráneo. Los mismos tres canales de acupuntura cubren también toda esta zona.

- Los brazos y las piernas deben proporcionar un tratamiento distal para afectar a los tres canales. Los tratamientos distales son una de las piedras angulares de los tratamientos efectivos de los canales en la medicina oriental.

EN LA FRENTE

Divida su frente en cuatro partes horizontales iguales (véase imagen 54).

1. DE LA PARTE SUPERIOR DE LA FRENTE A LA LÍNEA DEL CABELLO

Comience con su herramienta en la línea central de la parte superior de su frente y haga un barrido a lo largo de la misma hasta la zona de las sienes. Esta acción debe ser suave, como si estuviera planchando las sábanas o acariciando a una mascota. En la sien, ajuste la herramienta para que todo el lado esté en contacto con la piel (como la posición de la herramienta en el raspado ancho) y barra hacia arriba por encima de la oreja. Todo esto es un solo movimiento. El lado de la herramienta tira suavemente de la piel mientras se mueve y hace pleno contacto lateral con la zona de la sien (véase imagen 55).

2. EN LA MITAD DE LA FRENTE

Repita esta operación un poco más abajo, sobre la zona de la mitad de la frente (región 1), hacia la sien (región 2) y sobre la oreja (véase imagen 55).

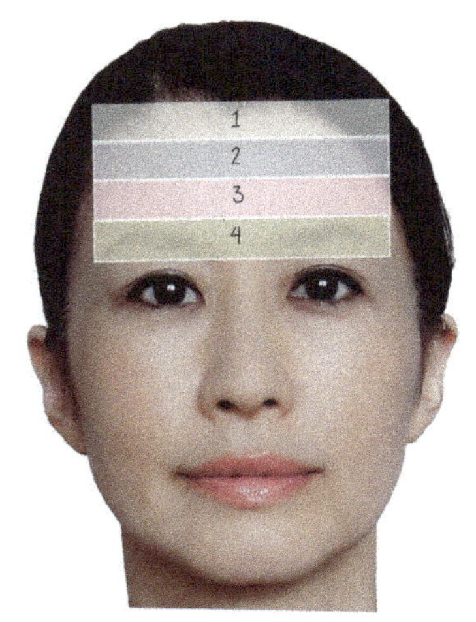

imagen 54: Cuatro partes

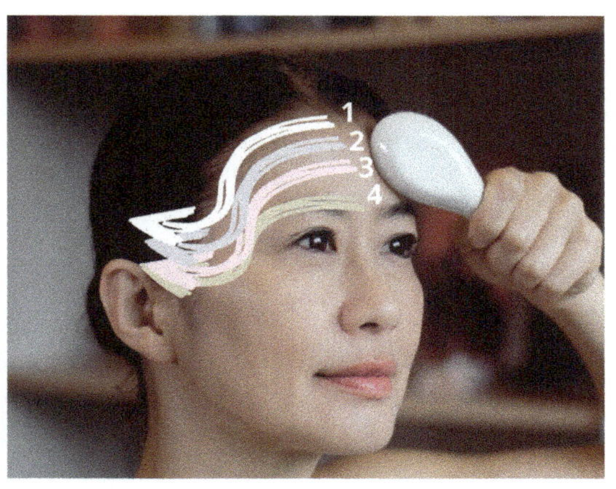

imagen 55: Pasos 1-4

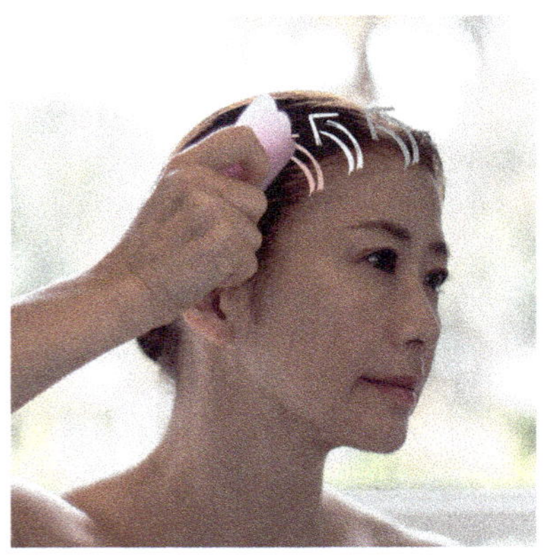

imagen 56: Paso 5

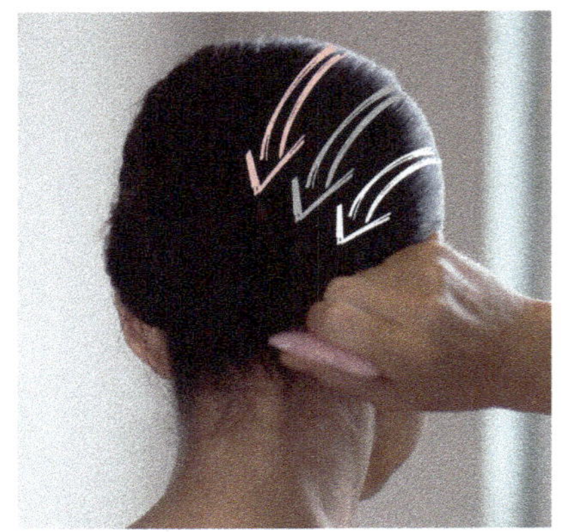

imagen 57: Paso 5

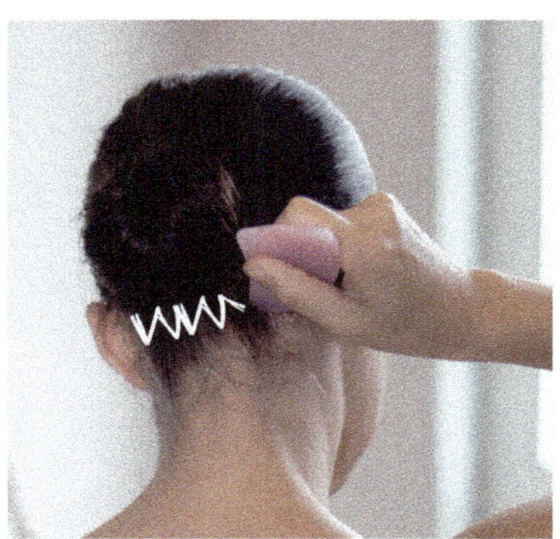

imagen 58: Paso 6

3. PARTE INFERIOR DE LA FRENTE

Repita esta operación sobre la parte inferior
de la frente (región 1), hacia la sien (región 2)
y sobre la oreja (véase imagen 55).

4. LAS CEJAS

Desde el punto medio del entrecejo, haga un
barrido atravesando las cejas (región 3) hacia
la zona de la sien (región 2) (véase imagen
55).

Repita esta secuencia de tres a cinco veces.

EN LA CABEZA

5. Como el músculo frontal está directamente
conectado a la membrana galea aponeurótica
de la cabeza, y cuyo origen está en el occipital, en la parte posterior de la cabeza, debería
tener mucho sentido realizar un raspado ancho sobre la cabeza hacia el occipital. Acaricie
siempre hacia la parte posterior de su cabeza.
Comience en la parte superior de su frente
y trabaje hacia atrás hasta el occipucio con
raspados cortos y firmes (véase imágenes 56
y 57). Repita esto varias veces, pero no repita
la misma zona, vaya desplazándose hacia
abajo en cada raspado, y en ambos lados de la
cabeza.

6. En la zona del occipucio, dé un raspado
estrecho hacia arriba y hacia abajo a lo largo
del occipucio, donde el cuello se une a la
parte posterior de su cráneo. Puede hacerlo
rápidamente a la velocidad de un cepillado
de dientes (véase imagen 58). De este modo,
estará tratando el origen del músculo frontal.
Haga esto durante varias repeticiones.

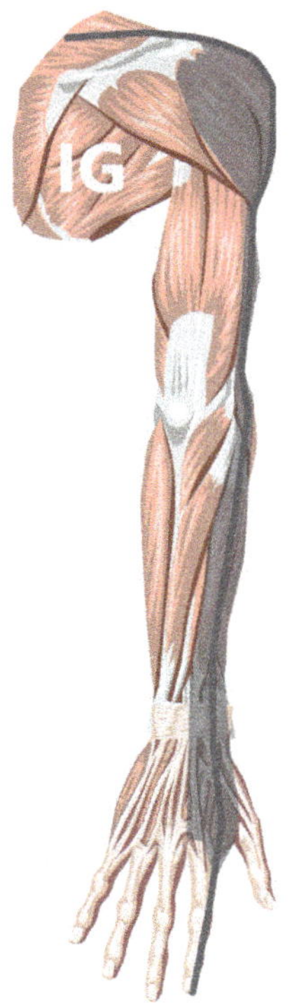

imagen 60: Paso 8

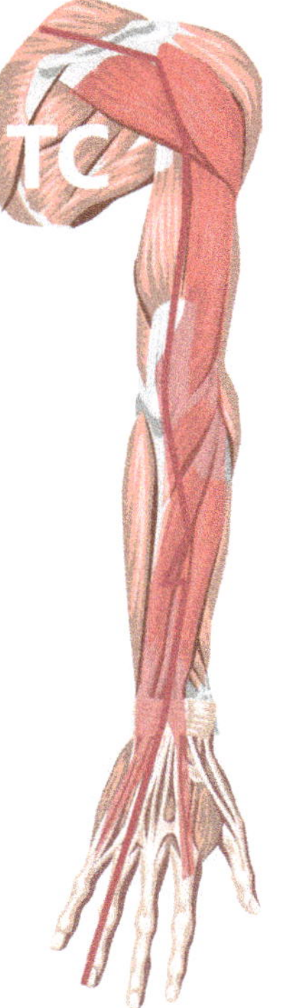

imagen 61: Paso 8

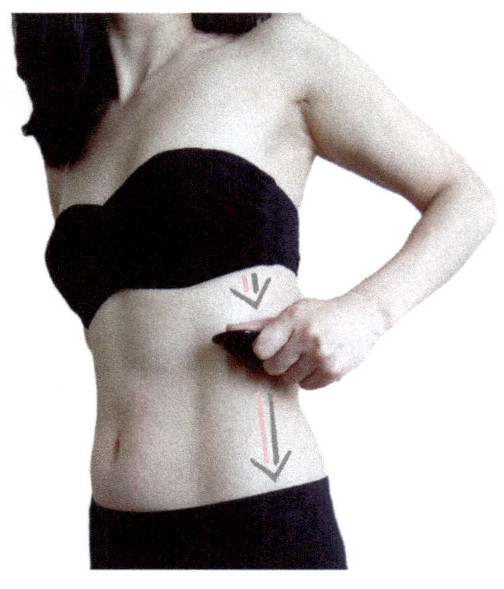

imagen 59: Paso 7

EN EL CUERPO

7. Realice un raspado ancho hacia arriba a lo largo de los músculos oblicuos externos del costado del cuerpo (véase imagen 59). Estos forman parte del grupo de músculos del canal TM de la vesícula biliar. Asegúrese de tener suficiente lubricante para que el raspado sea cómodo si lo hace directamente sobre la piel. Repita la operación varias veces.

EN LOS BRAZOS

8. Realice un raspado ancho hacia arriba (hacia su dorso) a lo largo de los canales del triple calentador (TC) y del intestino delgado (ID) en la parte exterior de su brazo (véase las imágenes 60 y 61). Asegúrese de lubricar la zona antes de raspar. Repita esta operación varias veces.

EN LAS PIERNAS

9. Realice un raspado ancho hacia abajo (hacia su pie) por los canales de la vejiga (V) y de la vesícula biliar (VB) en la parte exterior de su pierna (véase imágenes 62 y 63). Asegúrese de que la zona por la que raspa esté bien lubricada. Repita esta operación varias veces.

10. Realice un raspado ancho también por el canal emparejado riñón (R) en la parte interior de sus piernas (véase imagen 64). Raspe hacia arriba y preste especial atención a los músculos de la pantorrilla. Este canal apoya el canal de la vejiga y sigue la trayectoria del canal Du por la espalda, hasta por encima de la cabeza. Repita esta operación varias veces.

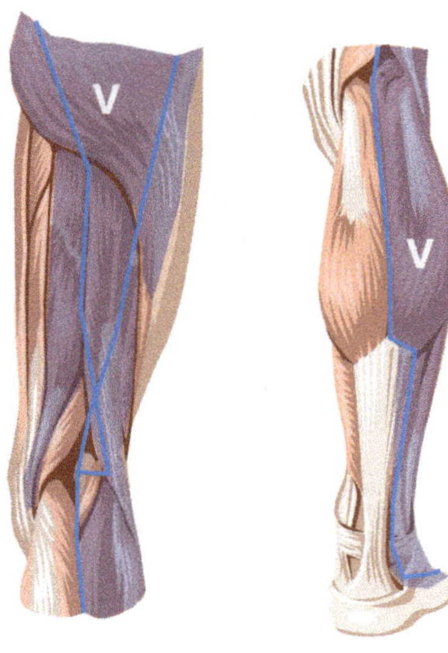

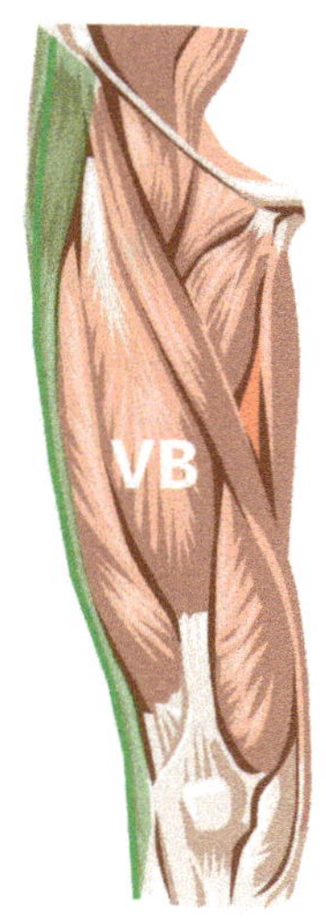
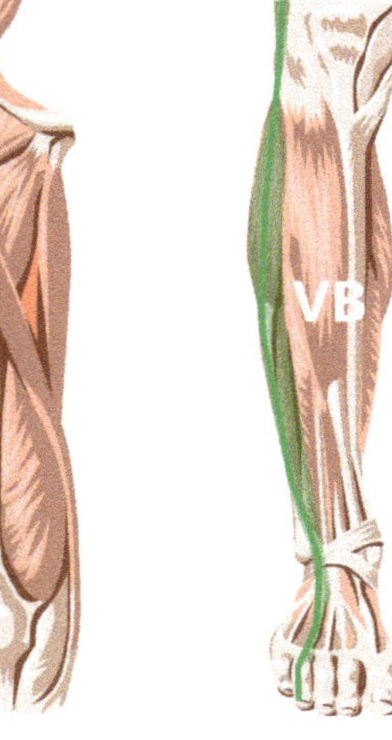

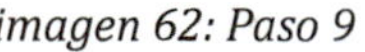

imagen 62: Paso 9

imagen 63: Paso 9

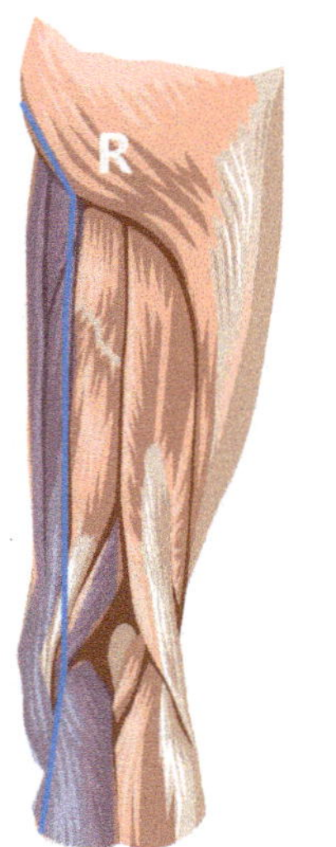
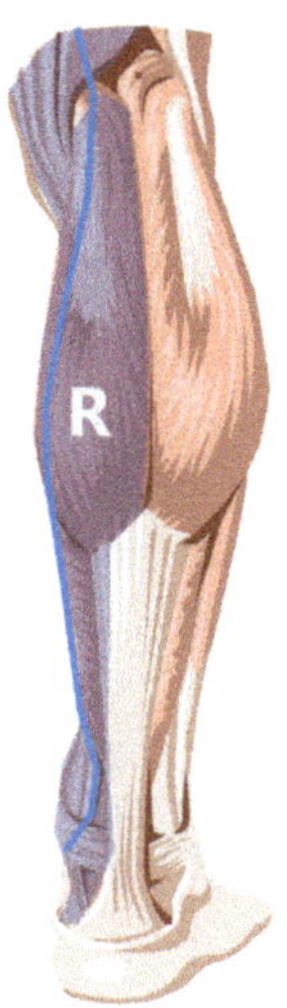

imagen 64: Paso 10

B. ZONA OCULAR

Dependemos de la zona que rodea a los ojos para reconocer los rostros y juzgar la edad de las personas, y es una zona importante para la cirugía plástica precisamente por esta razón. Un estudio utilizó fotos y tecnología de seguimiento ocular para controlar qué partes del rostro miramos para decidir la edad de alguien y su grado de cansancio. El resultado fue que las zonas periorbitales, alrededor de los ojos, eran, con diferencia, las más inspeccionadas[24]. Por ello, esta sección se centra exclusivamente en los ojos.

RASGOS COMUNES DE ENVEJECIMIENTO

Patas de gallo, párpados superiores abultados, ojeras y bolsas bajo los ojos.

MÚSCULOS Y TEJIDOS

Resulta útil observar los músculos y tejidos en función de los rasgos de la piel que producen.

i. PATAS DE GALLO

El músculo que rodea el ojo y nos ayuda a parpadear, entrecerrar los ojos y cerrar/abrir los párpados se llama músculo orbicular (C) (véase imagen 65).

Este músculo tiene dos características fundamentales:

- Las fibras de la parte superior del músculo se entrelazan con las fibras del músculo frontalis (A) que tira de la piel de la frente y del párpado hacia abajo.

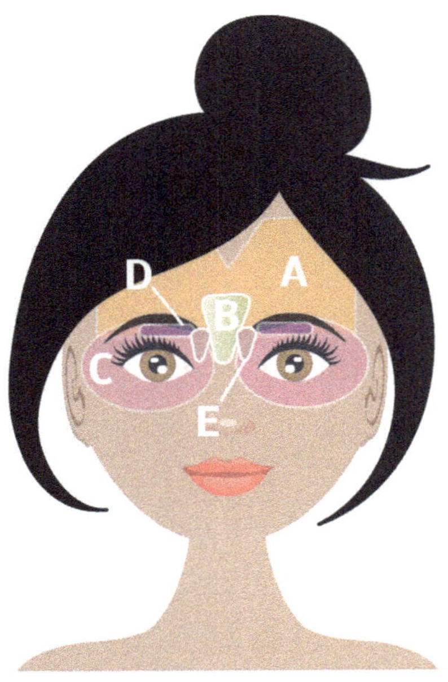

imagen 65: músculos de la zona ocular

- La parte inferior del músculo trabaja en sentido contrario y levanta la mejilla hacia el ojo

Esta combinación da lugar a lo que se denomina como patas de gallo «dinámicas» a los lados de los ojos. Estas líneas naturales van y vienen según las expresiones faciales que haga. Esto es lo que las hace dinámicas. Cuando no hay expresión, no hay líneas. El problema es, sin embargo, que con la edad, la dermis y la fascia se vuelven más finas y estas líneas temporales se vuelven estáticas dando lugar a las líneas permanentes a los lados de los ojos.

Aunque puede retrasarlas, su aparición es inevitable, a menos que, por supuesto, no sonría o entrecierre los ojos o frunza el ceño o realice cualquiera de las muchas expresiones faciales repetitivas que nos hacen humanos. Si bien es cierto que son una preocupación de envejecimiento para muchas personas, un informe reciente señala que, en realidad, si las patas de gallo están presentes cuando sonríe, puede ser percibido como más inteligente y más atractivo que si no lo están[25].

ii. PÁRPADOS SUPERIORES HOLGADOS

A medida que envejecemos, se produce una pérdida de la elasticidad de los músculos y tejido del párpado superior y en algunas personas esto provoca un exceso de piel que se acumula conocido como dermatocalasis. Esto puede ser funcional en el sentido de que este exceso de piel puede apoyarse literalmente en las pestañas del párpado superior o colgar por delante del margen del párpado, causando problemas visuales, o puede ser puramente cosmético, con una pesadez y una caída visible. El problema no está realmente en el músculo orbicular del ojo, sino lo que está por encima de él, en los cambios de la dermis y la epidermis de la piel.

iii. OJERAS

La piel de la zona de los ojos es una de las más finas y sensibles de todo el cuerpo. Para ponerlo en contexto, la piel de las palmas de las manos y de las plantas de los pies tiene un grosor de 4 mm. La mayor parte del resto de la piel de su cuerpo tiene un grosor de 2 mm. La zona de las ojeras tiene un grosor de apenas 0,5 mm. Esta falta de profundidad significa que la sangre que fluye a través de los diminutos capilares superficiales que se encuentran justo debajo de la piel pueden verse fácilmente. Tiene un color más oscuro porque, al reflejarse la luz en los vasos sanguíneos, sólo ciertas longitudes de onda de la luz (por ejemplo, el azul y el morado) atraviesan el tejido subcutáneo y se proyectan sobre la piel. Desgraciadamente, a medida que envejecemos, esta zona de la piel se vuelve aún más fina, lo que exacerba cualquier rasgo existente.

Por supuesto, es posible tener temporalmente ojeras debajo de los ojos, como es común después de dormir poco. Se cree que esto se debe al aumento del volumen sanguíneo provocado por la producción de cortisol. Un proceso que hace que los vasos sanguíneos sean más fáciles de ver. Sin embargo, se cree que las ojeras más permanentes están relacionadas con una serie de condiciones como la genética, el cansancio, la anemia, las alergias y las reacciones a los medicamentos.

iv. BOLSAS BAJO LOS OJOS

La hinchazón periorbitaria o el ojo hinchado se produce cuando los tejidos debajo o alrededor de los ojos o los párpados se hinchan. Se cree que esto se debe a una serie de factores como la retención de líquidos, los niveles hormonales, la deshidratación, los genes o las alergias. Un hecho común con esta condición es que el tejido graso conocido como almohadilla de grasa orbital ya no se mantiene en su sitio y sobresale hacia fuera. Esto provoca bolsas bajo los ojos y la sombra de esta hinchazón puede hacer que aparezcan ojeras que a menudo tienen una tonalidad roja o marrón.

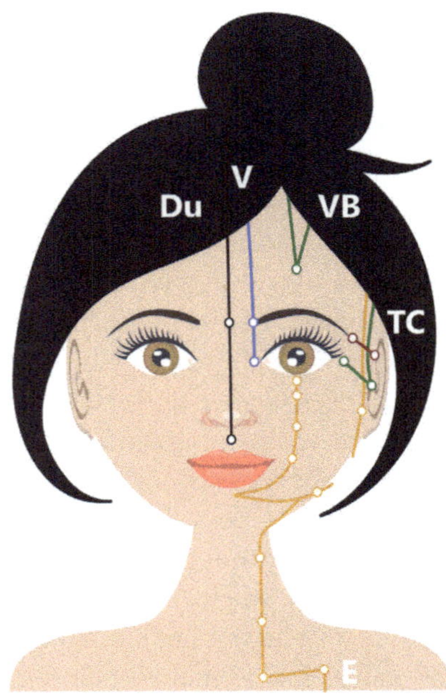

imagen 66: canales primarios de la cara

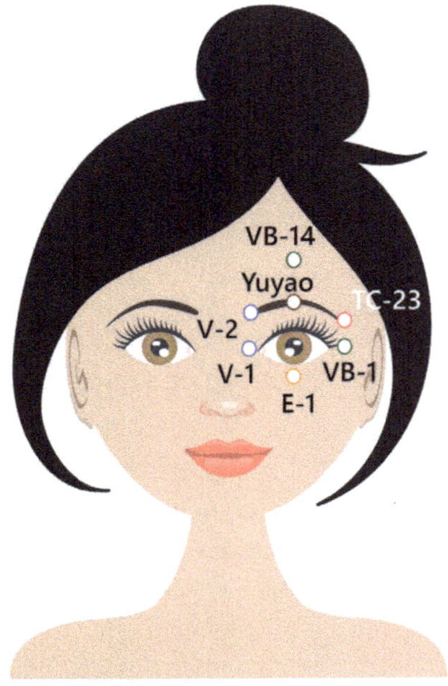

imagen 67: Zonas en la cara

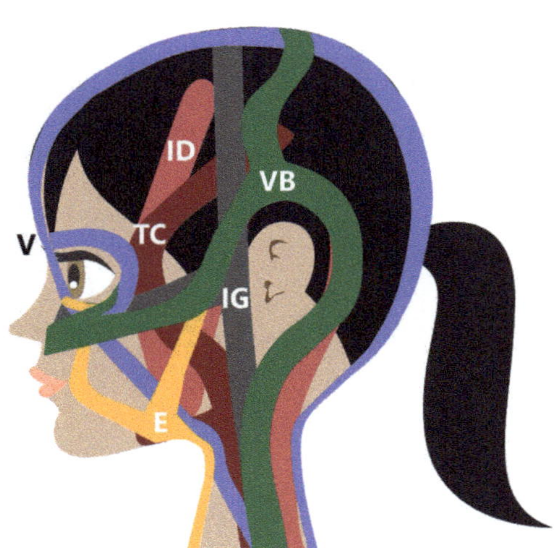

imagen 68: Canales TM en la cabeza

CANALES Y PUNTOS

Como puede ver en esta lista de canales conectados a sus ojos, hay mucho que hacer en esta zona del rostro.

- El músculo orbicular de los ojos (C), el músculo depresor superciliar (D) y el músculo corrugador superciliar (E) forman parte del canal de la vejiga TM (véase imágenes 65 y 66).
- La parte inferior del músculo orbicular del ojo (C) forma parte del canal TM del estómago (véanse las imágenes 65 y 68).
- La zona interior del ojo está influenciada por el canal primario de la vejiga (véase imagen 66).
- La zona exterior del ojo está influenciada por el canal primario del triple calentador (véase imagen 66).
- El párpado superior está influenciado por el canal primario de la vesícula biliar (véase imagen 66).
- El párpado inferior está influenciado por el canal primario del estómago (véase imagen 66).

Analicemos esto en términos de rasgos faciales para descubrir por qué existen estas relaciones.

i. PATAS DE GALLO

Para hacer que las patas de gallo sean menos prominentes, el lugar obvio para empezar es el canal de la vesícula biliar que comienza donde normalmente se encuentran las arrugas a los lados de los ojos. Este punto es el VB-1 (hueco del ojo) y es en realidad el punto de encuentro de tres canales primarios principales: La vesícula biliar, el triple calentador y el intestino delgado (véase imagen 67).

Por encima de VB-1 se encuentra el último punto del canal del triple calentador, TC-23 (hueco entre los estigmas del bambú) que se encuentra en el extremo de las cejas y que suele utilizarse para tratar los ojos. Además de estar en los extremos de los canales, estos dos puntos son importantes porque entre ellos el nervio motor se inserta en el músculo orbicular (C) (véase imagen 67).

Todos los canales TM del rostro pasan por esta región (véase imagen 68): vejiga (V), triple calentador (TC), intestino delgado (ID), estómago (E) y vesícula biliar (VB). Mejorar la circulación en estos canales TM tanto a nivel local como más distalmente, tendrá repercusiones en el tejido local alrededor de los ojos.

ii. PÁRPADOS SUPERIORES HOLGADOS

El canal de la vesícula biliar está tradicionalmente conectado con el párpado superior, y el VB-14 (blancura de yang), que en realidad está por encima del ojo en la frente, se cree que tiene una fuerte influencia en esta zona de los ojos (véase imagen 67).

El canal de la vejiga comienza en la esquina interior de sus ojos con V-1 (claridad del ojo) y luego BL-2 (unión de bambú) en el inicio de las cejas. Ambos están indicados fuertemente para tratar los párpados (véase imagen 67).

Frente a V-2 están Yuyao (lumbares del pez) en el centro de su ceja y el TC-23 en el surco en el otro extremo de la ceja. Ambos están directamente encima del párpado superior (véase imagen 67).

iii. OJERAS

En términos de medicina oriental, este es un buen ejemplo de cómo el rostro refleja lo que ocurre en el interior del cuerpo. Es una zona que tradicionalmente se cree que está conectada con la fuerza de su función renal y cuanto más marcado sea el color, más débiles suelen ser las funciones centrales de los riñones/adrenales (que están conectadas con el metabolismo del agua, la reproducción, los huesos y los dientes, la respiración y el almacenamiento de sustancias esenciales).

Si, por ejemplo, tuviera demasiadas noches largas, podría tener un color oscuro temporal bajo los ojos para indicar que el equilibrio de los riñones se ha visto alterado. Esto tiene poca relación con el funcionamiento diario del órgano renal y, con un buen descanso nocturno, puede desaparecer tan rápido como llegó. Sin embargo, si continúa con un riñón con un funcionamiento pobre, estas ojeras, conocidos como ojeras periorbitales, pueden hacer una aparición más frecuente o permanente.

Esto significa que el tratamiento a través del canal de la vejiga, órgano emparejado con el riñón, puede tanto ayudar a sus riñones como influir en la zona de debajo de los ojos, sobre todo teniendo en cuenta el hecho de que el canal de la vejiga TM (V) atraviesa directamente el tejido de debajo de los ojos (véase imagen 68).

Los canales TM del intestino grueso y del estómago también discurren por la zona de debajo de los ojos e influyen en la mejora de la circulación. El canal primario del estómago también comienza en la cuenca del ojo, directamente debajo del globo ocular, con el E-1 (depósito de lágrimas) y atraviesa la zona de debajo de los ojos (véase imagen 67).

Para hacer cambios aquí, realmente tiene que mirar el estado de su cuerpo en general y quizás su estilo de vida - más sueño, mejor manejo del estrés y una revisión de su dieta. Es útil tener en cuenta también que a medida que envejece, sus sustancias vitales centrales se reducen. Por lo tanto, estos anillos suelen estar asociados con el envejecimiento

iv. BOLSAS BAJO LOS OJOS

En la medicina oriental, los ojos hinchados o inflamados son un signo de exceso de líquidos en el cuerpo, pero no sólo bajo el ojo. Se cree que este exceso de fluidos se acumula en el cuerpo normalmente debido a una debilidad en los órganos digestivos y se acumula en la zona de los ojos, en parte debido a la ubicación del canal del estómago que comienza bajo el globo ocular en el E-1 (véase imagen 67). También está conectado con el funcionamiento del filtro del hígado y del riñón.

Por lo tanto, es importante que, además de tratar la zona de los ojos localmente, se añadan a la secuencia los canales y puntos clave relacionados con la acumulación de líquidos y el fortalecimiento de la digestión.

Como se mencionó en la sección de los anillos oscuros, los canales TM de la vejiga (V) y del estómago (E) convergen en el mús-

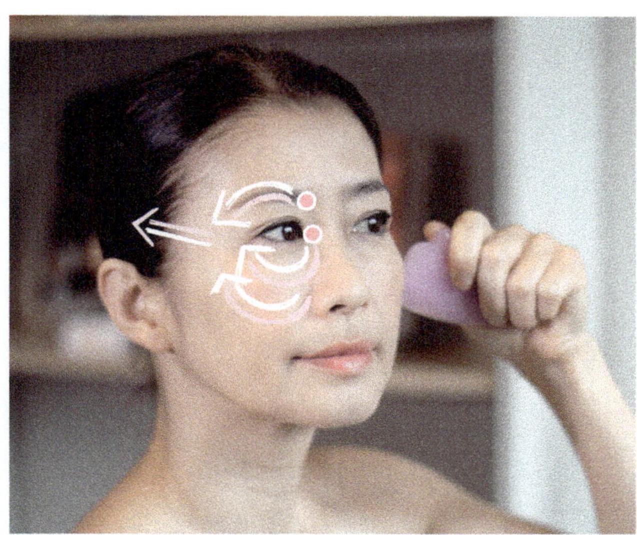

imagen 69: Pasos 1-3

culo orbicular de los ojos, y el canal TM del intestino grueso (IG) pasa por debajo del ojo para unirse al lado de la nariz (véase imagen 68). Los tres ayudarán a realizar cambios en la zona de debajo de los ojos y pueden tratarse local y distalmente.

SECUENCIA DE LA ZONA OCULAR

EN EL ROSTRO

1. Presione la esquina V-2 que está en el inicio de su ceja, cerca de su nariz. Divida su ceja en 3 partes iguales y haga un raspado estrecho a lo largo de su ceja en tres raspados. Al final de su ceja haga un barrido hacia la sien y en la sien, haga un barrido hacia arriba por encima de la oreja. El lado de la herramienta tira suavemente de la piel en la zona de las patas de gallo según sale de la ceja y hace pleno contacto con la zona de la sien. Repita la operación de tres a cinco veces (véase imagen 69).

2. A continuación, repita esta operación pero a lo largo de la parte inferior de la cuenca del ojo. Presione el V-1 y luego pase suavemente por el rabillo del ojo y barra alrededor de la cuenca del ojo por debajo de los ojos desde el lado de la nariz. Siga el contorno de la cuenca del ojo hasta la sien en un único movimiento. En la sien vuelva a deslizarse por encima de la oreja. Repita la operación de tres a cinco veces (véase imagen 69).

3. Desplácese más hacia abajo siguiendo la nariz y repita. Desplácese desde el lado de la nariz hasta la sien. Esta vez por debajo de la cuenca del ojo. En la sien deslice la herramienta de nuevo hacia arriba por encima de la oreja. Repita de tres a cinco veces (véase imagen 69).

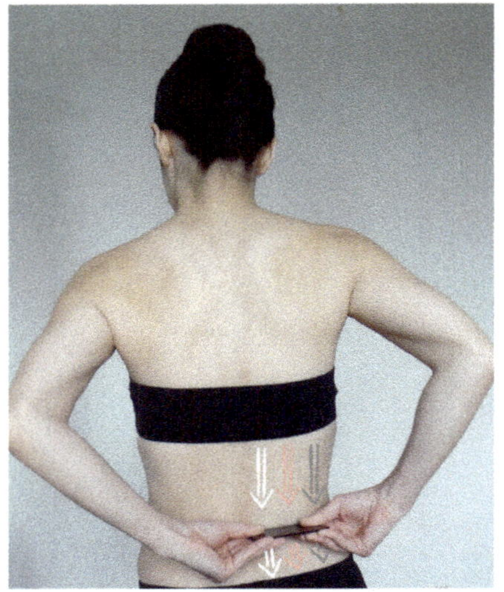
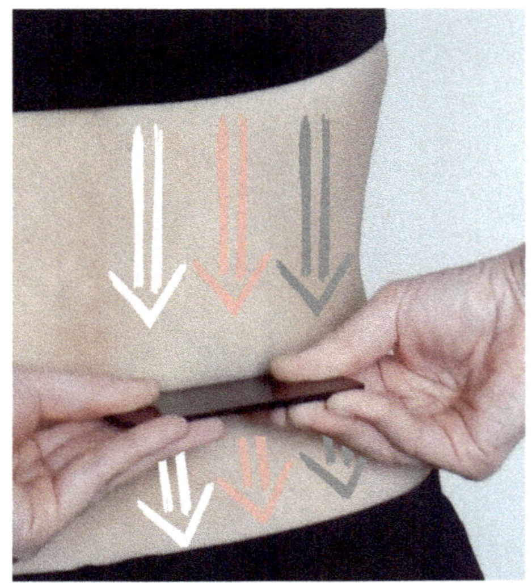

imagen 70: Paso 4

EN LA ESPALDA

Para las ojeras, añada lo siguiente:

4. Realice un raspado ancho por la parte baja de la espalda en los grandes grupos musculares a ambos lados de la columna vertebral (pero no en la columna). Pase por la zona de los glúteos. Comience el movimiento hacia abajo más cerca de la columna vertebral y luego muévase hacia afuera una vez completada cada línea paralela (véase imagen 70). Asegúrese de que la zona está lubricada si raspa directamente sobre la piel.

EN LOS BRAZOS

Para los ojos hinchados, añada lo siguiente:

5. Un raspado ancho por el canal del intestino grueso (IG) en el brazo, especialmente en la zona muscular antes y después del codo (véase imagen 71). Repetir varias veces.

Para las patas de gallo, añada lo siguiente:

6. Un raspado ancho por los músculos de la parte exterior del brazo a lo largo del triple calentador (TC) (véase imagen 72). No pase por ninguna zona ósea ni por el propio codo. Repita varias veces.

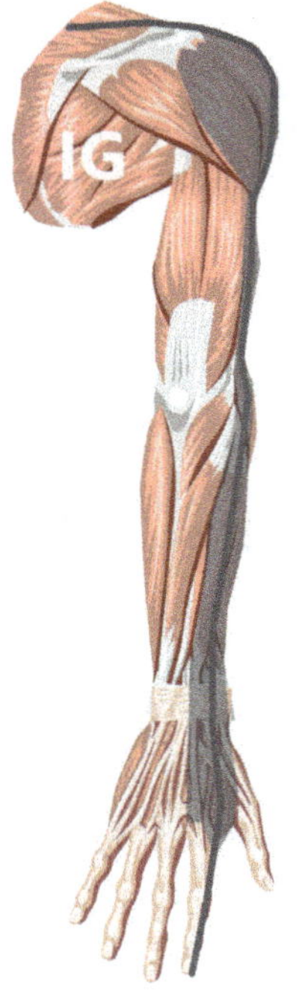

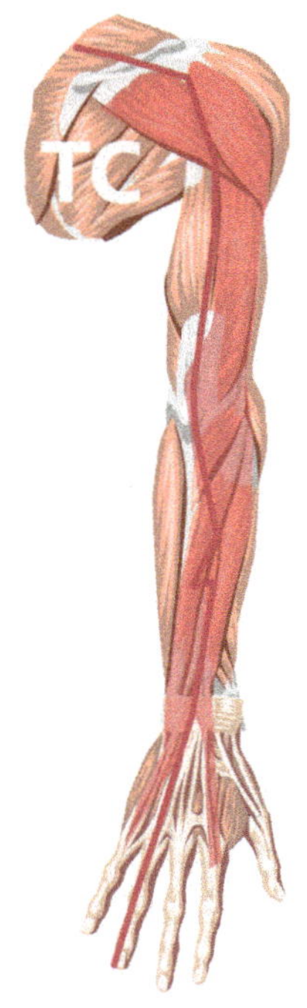

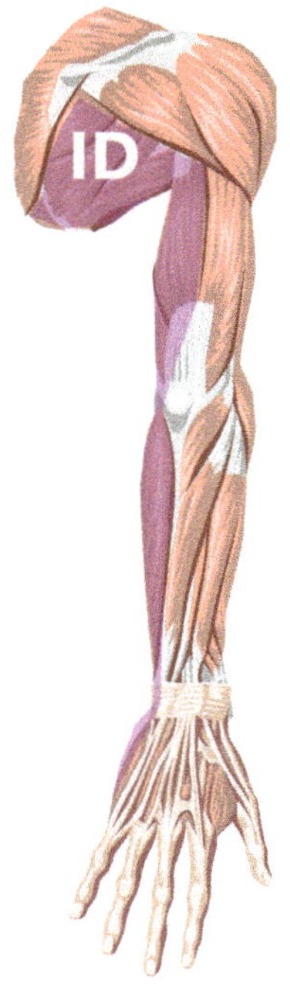

imagen 71: Paso 5　　*imagen 72: Paso 6*　　*imagen 73: Paso 7*

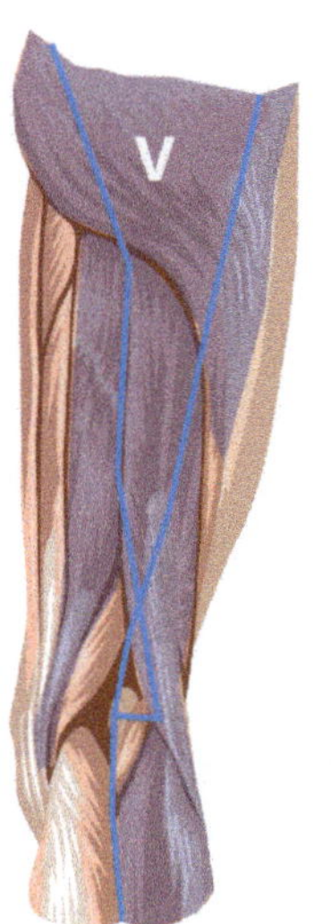

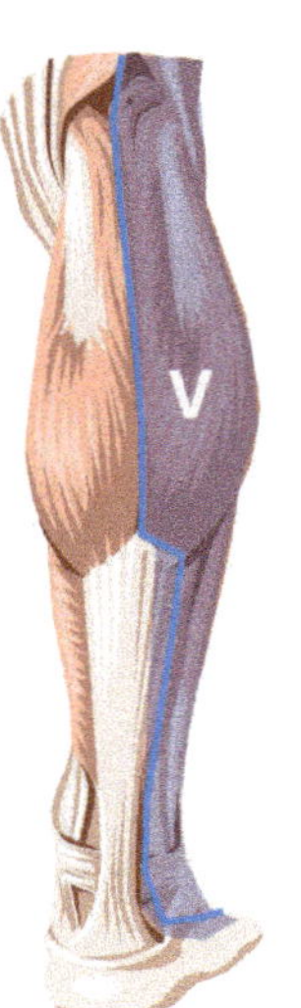

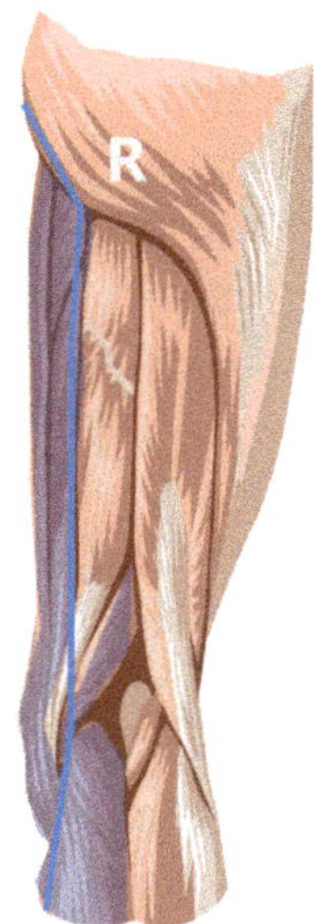

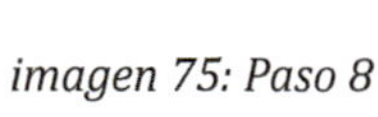

imagen 74: Paso 8　　*imagen 75: Paso 8*

Para los párpados superiores holgados, añada lo siguiente:

7. Un raspado ancho por los músculos de la parte exterior del brazo a lo largo del intestino delgado (ID) (véase imagen 73). Igual que antes, no pase por ninguna zona ósea ni por el propio codo. Repetir varias veces.

EN LAS PIERNAS

Para las ojeras, añada lo siguiente:

8. Un raspado ancho por los canales primarios del riñón (R) y de la vejiga (V) en la parte posterior de las piernas (véase imágenes 74 y 75). Concéntrese en los músculos superiores carnosos: el gastrocnemio/sóleo (músculos de la pantorrilla) y el bíceps femoral/semitendinoso (músculos del muslo). Asegúrese de tener suficiente lubricación si raspa directamente sobre la piel y repita varias veces.

Para los ojos hinchados, añada lo siguiente:

9. Realice un raspado ancho por los canales del bazo (B) y del estómago (E) en la parte superior e inferior de la pierna (véase imágenes 76 y 77). Al igual que en el caso anterior, no es necesario seguir estrechamente la línea de los canales primarios, sino que hay que asegurarse de cubrir los grupos musculares por los que pasan los canales en cada zona. Para el estómago, el músculo tibial en la parte exterior de la pierna y los músculos recto femoral y vasto lateral en el muslo; para el bazo, el flexor largo de los dedos en la parte interior de la pierna y el vasto medio y el sartorio en la parte interior del muslo. Esto significa que está tratando los canales y los canales TM al mismo tiempo. Asegúrese de tener suficiente lubricación si raspa directamente sobre la piel y repita varias veces.

Para las patas de gallo, añada lo siguiente:

10. Realice un raspado ancho por la vesícula biliar (VB) en la parte superior e inferior de la pierna (véase imagen 78). Como en el caso anterior, asegúrese de cubrir también los grupos musculares a medida que avanza a lo largo del canal primario. El peroneo terciario en la parte exterior de la pierna y el tracto ilio-tibial y el bíceps femoral en la parte exterior del del muslo. Asegúrese de usar suficiente lubricación si raspa directamente sobre la piel y repita la operación varias veces.

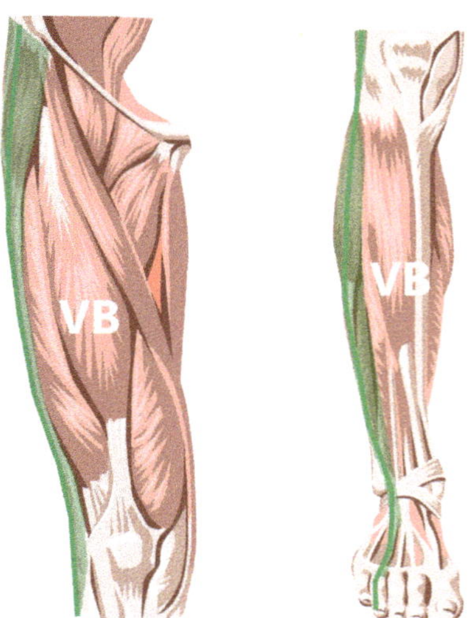

imagen 78: Paso 10

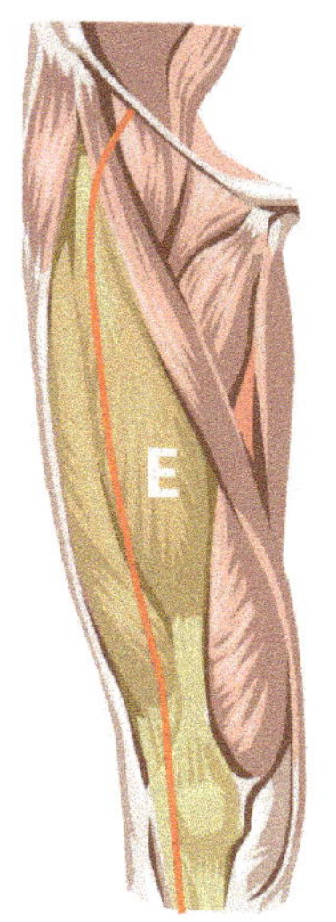
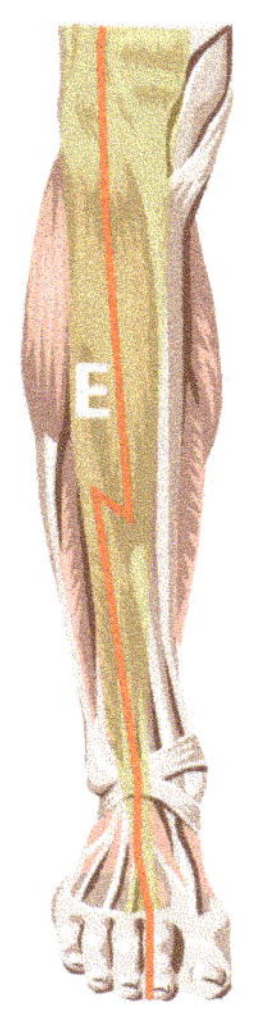

imagen 76: Paso 9

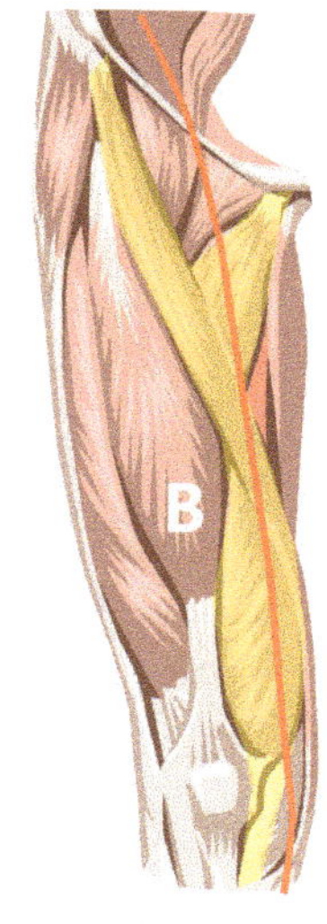
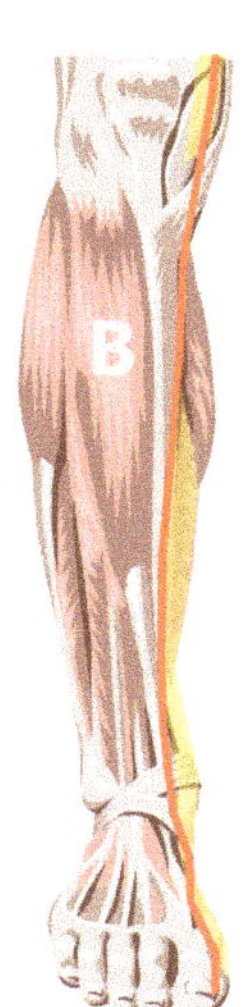

imagen 77: Paso 9

C. ÁREA DE LA NARIZ

RASGOS COMUNES DE ENVEJECIMIENTO

Arrugas de conejo

MÚSCULOS Y TEJIDOS

Irónicamente, uno de los efectos secundarios del sobretratamiento químico para eliminar las arrugas del rostro son unas líneas transversales más pronunciadas a los lados de la nariz. Éstas son especialmente visibles cuando se sonríe, lo que provoca la contracción de los músculos nasalis (G) y levator labii superioris alaeque nasi (H) (véase imagen 78).

Apriete la nariz y fíjese en las líneas que se crean a los lados de la nariz. Ahora relaje la nariz y observe si esas líneas han desaparecido. Si siguen ahí, se conocen como ritides a lo largo de la pared nasal lateral o simplemente como «arrugas de conejo».

El músculo levator labii superioris (H) dilata las fosas nasales y levanta el labio superior. Tiene su origen en la parte superior del hueso maxilar y su inserción en el lado de la fosa nasal y el labio superior. El músculo nasal actúa principalmente abriendo las fosas nasales y está situado más cerca del lado real de la nariz.

Aparte de un efecto secundario de demasiadas inyecciones de Botox, se cree que los movimientos repetitivos de estos músculos junto con la parte lateral del músculo orbicular (C) son la causa.

CANALES Y PUNTOS

Como muchos de los músculos del rostro, el levator labii superioris alaeque nasi y los músculos nasales, forman parte del canal TM estómago. Esto significa que el tratamiento distal a lo largo del canal TM estómago en los músculos de las piernas tendrá un efecto en la musculatura de esta zona.

Aunque ningún canal primario pase directamente por esta zona, los canales primarios de la vejiga y del intestino grueso se conectan con los extremos de los músculos (véase imagen 79).

El origen de ambos músculos se encuentra cerca del V-1, que está justo encima de la parte interior del ojo (véase imagen 79). Como su nombre indica, suele estar conectado con el tratamiento de sus ojos y aparece en la sección anterior.

Bitong es un punto adicional, no conectado a ningún canal, que se encuentra a mitad de camino a lo largo del músculo levator labii superioris alaeque nasi, y afecta la nariz, las fosas nasales y la respiración. Puede encontrarlo donde termina el ensanchamiento de las fosas nasales. (véase imagen 79).

La inserción de estos músculos está muy cerca del IG-20 (recibir el perfume) que está justo al lado del ensanchamiento de las fosas nasales. Este punto también influye en la nariz y la respiración, y es el último punto del canal del intestino grueso (IG) (véase imagen 79).

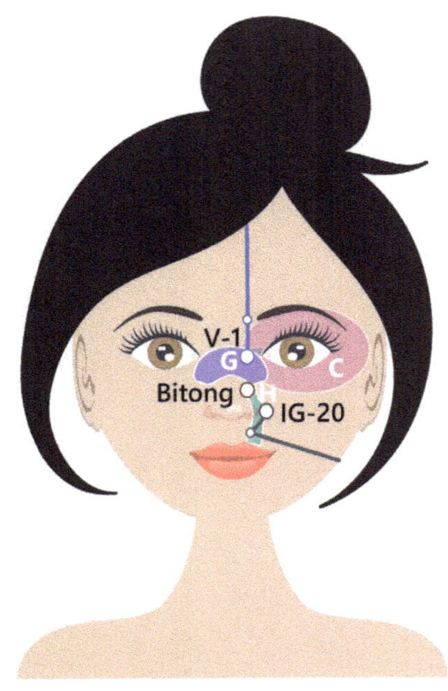

imagen 79: músculos, canales y zonas de la nariz

SECUENCIA DE LA NARIZ

EN EL ROSTRO

1. Realice círculos estáticos durante 5 segundos en IG-20 en el lado de las fosas nasales y el Bitong, un poco más hacia arriba y más hacia su nariz (véase imagen 80).

2. Barra hacia arriba con el lado largo de su herramienta desde IG-20. Vaya al lado de la nariz y suba hasta debajo del ojo.

3. Realice círculos estáticos suavemente en V-1 en el lado de la nariz de la cuenca ocular durante 5 segundos. No realice círculos en ningún tejido blando alrededor del ojo, sólo la zona ósea donde la cuenca del ojo se une a la nariz.

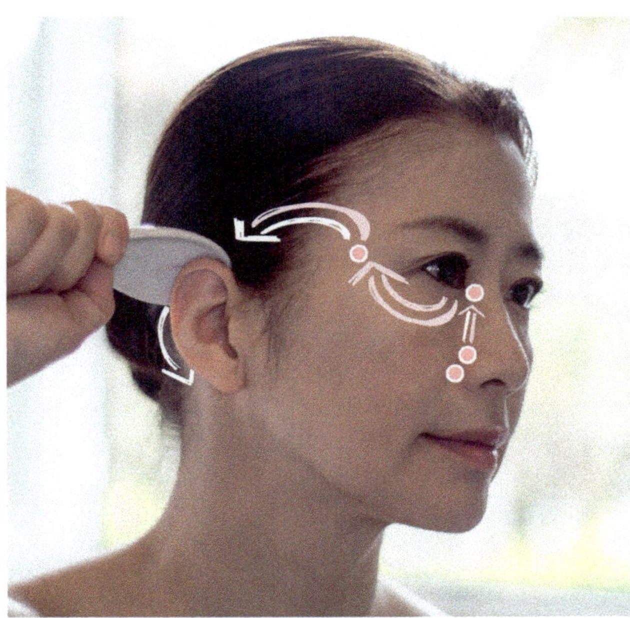

imagen 80: Pasos 1-5

4. Pase por la cuenca del ojo hasta la zona de la sien.

5. Continúe el movimiento de barrido por encima de la oreja y luego por detrás de la oreja hasta el cuello. Repita la secuencia de tres a cinco veces.

EN LOS BRAZOS

6. Realice un raspado ancho por el canal primario del intestino grueso (IG) en su brazo. Imagine que el pliegue del codo representa el nivel de sus ojos y que el pliegue de la muñeca representa su barbilla. Así podrá localizar la posición aproximada de su nariz a lo largo del brazo (véase imagen 81). Asegúrese de tener suficiente lubricación si raspa directamente sobre su piel y repítalo varias veces.

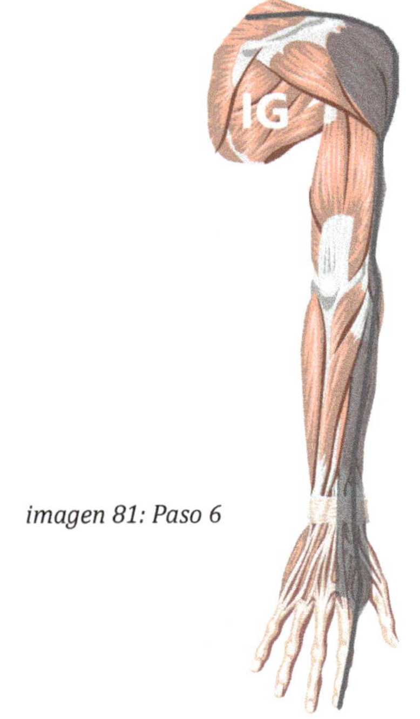

imagen 81: Paso 6

EN LAS PIERNAS

7. Realice un raspado ancho por los canales primarios del estómago (E) y de la vejiga (V) en la parte inferior de la pierna (véase las imágenes 82 y 83). Imagine que el pliegue de la rodilla representa el nivel de sus ojos y que el hueso del tobillo representa su barbilla. Así podrá localizar la posición aproximada de su nariz a lo largo del canal. Asegúrese de disponer de suficiente lubricación si raspa directamente sobre su piel y repita varias veces.

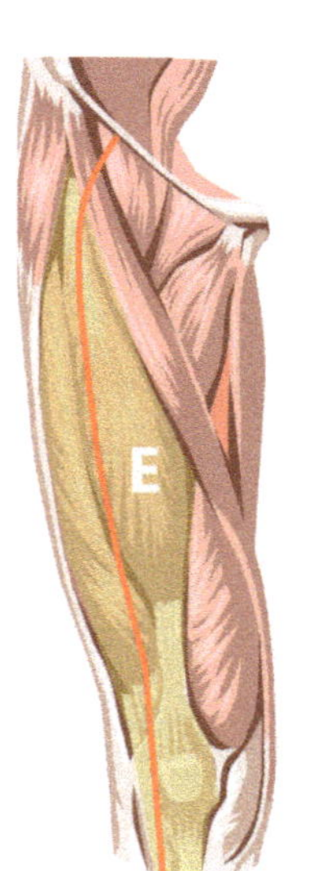
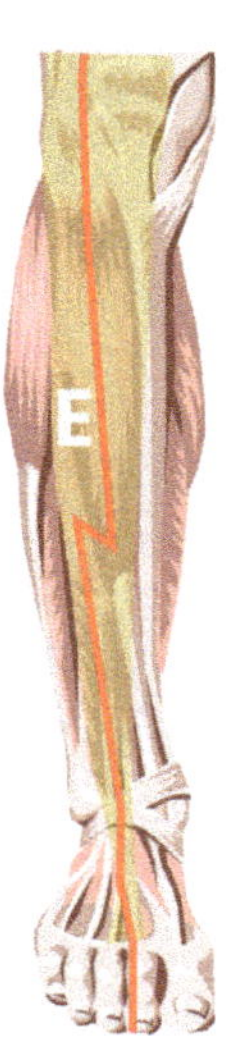

imagen 82: Paso 7

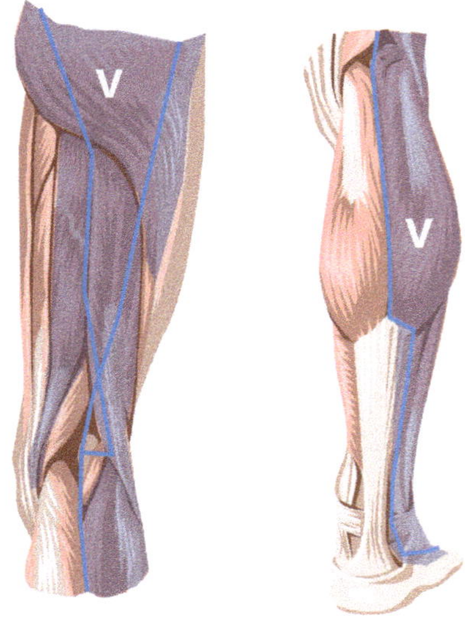

imagen 83: Paso 7

D. ZONA DE LAS MEJILLAS Y LA BOCA

Los labios, la boca y los tejidos blandos circundantes son clave en cómo nos comunicamos de forma no verbal, al menos en las culturas occidentales. Sonreímos, reímos, hacemos muecas, enseñamos los dientes, sacamos la lengua y tenemos todo tipo de mensajes que se muestran desde nuestra zona bucal. Habiendo vivido en Japón, sé que no todas las culturas comparten esta exhibición de emociones con los dientes (para Japón, son los ojos) pero nuestra fijación con la zona de la boca y cualquier signo visible de envejecimiento en esta zona puede afectar realmente la manera en la que nos vemos a nosotros mismos y la auto-confianza en las relaciones interpersonales.

RASGOS COMUNES DE ENVEJECIMIENTO

Pérdida de volumen facial, pliegues nasolabiales o líneas de la sonrisa y líneas verticales en los labios.

MÚSCULOS Y TEJIDOS

PÉRDIDA DE VOLUMEN FACIAL

Las mejillas están formadas por una almohadilla de grasa que se mantiene en su lugar mediante una combinación de ligamentos cigomáticos enseñados y una estructura de soporte de tejido blando (el SMAS, como se ha descrito anteriormente en el libro). Con el tiempo, ambos se debilitan y sus mejillas comienzan a mostrar un aspecto ahuecado y la grasa que se mantenía tensa desciende para formar mejillas caídas.

PLIEGUES NASOLABIALES

Esto puede conducir a la profundización de los pliegues nasolabiales o «líneas de la sonrisa». Son las líneas que van desde el lado de la nariz hasta el lado de la boca. A medida que envejecemos (a partir de la tercera década), estas arrugas pueden ser más marcadas, ya que las fibras de colágeno y elastina del tejido conjuntivo se rompen gradualmente y esto reduce la capacidad de la piel para recuperar su forma.

Esto ocurre especialmente con estas líneas porque marcan el límite dramático entre dos zonas distintas del rostro: los tejidos superficiales de la zona del labio superior, que están firmemente sujetos por músculos y piel fuertemente conectados, y la fascia de las mejillas, que está suelta y se extiende por una zona amplia.

En general, si la parte superior de la línea es más profunda, sugiere que emociones como el asco o la ira pueden ser prominentes en la creación de las mismas. Sin embargo, si la parte inferior es más profunda, las emociones relacionadas con la pena, la tristeza y la alegría pueden estar más implicadas. Esto es debido a la naturaleza repetitiva del movimiento muscular que se utiliza al expresar estas emociones.

Hay dos músculos importantes que afectan a los pliegues nasolabiales.

- El levator labii superioris (P) levanta el labio superior (véase imagen 83). Se origina en la órbita inferior y desciende para insertarse en la parte superior del labio. Es el movimiento de este músculo el que afecta a la parte del pliegue nasolabial.

- El otro músculo importante es el levator labii superioris alaeque nasi (H) que se divide en dos a medida que desciende del hueso maxilar. Una parte se funde con la nariz y la otra con el levator labii superioris (véase imagen 84). Actúa levantando el labio superior y abriendo las fosas nasales para crear un gruñido. Por esta razón está conectado a la parte superior del pliegue.

LÍNEAS VERTICALES DEL LABIO

Las líneas verticales conocidas como ritides sobre el labio superior ya se han mencionado en relación con el tabaquismo, ya que son un rasgo clásico de la piel de un fumador de larga duración. Pero no es necesario fumar para tenerlas. A medida que envejece, la piel entre la nariz y el labio superior pierde su elasticidad y puede estirarse y volverse holgada. Con la edad hay menos tejido subcutáneo alrededor de la boca y esto, combinado con las acciones musculares repetitivas que aglutinan la piel y el tejido blando, puede causar líneas visibles.

El músculo subyacente es el músculo orbicular (K), un músculo circular que está alrededor de la boca y ayuda a abrirla y cerrarla (véase imagen 84).

Estas líneas son menos comunes en los hombres debido a la abundancia de folículos pilosos y glándulas sudoríparas en esta zona, que dan mayor estructura al tejido.

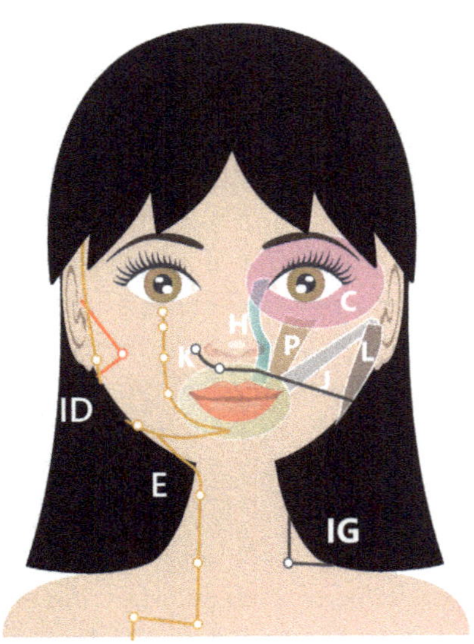

imagen 84: músculos y canales de las mejillas y la boca

CANALES Y PUNTOS

PÉRDIDA DE VOLUMEN FACIAL

Los dos canales primarios claves que afectan a la zona de las mejillas y la boca son el intestino grueso (IG) y el estómago (E) y esto puede verse claramente en las trayectorias de estos canales (véase imagen 84). El intestino delgado (ID), sin embargo, también pasa por encima de la mejilla y el ID-18 (hueco zigomático) está por debajo del hueso de la mejilla, a nivel de la parte exterior de su ojo (véase imagen 85). Es un punto que se utiliza a menudo para afectar a los músculos faciales en esta zona y se encuentra entre los músculos masetero (L) y músculo zigomático mayor (J), que pasa por la mejilla hasta la boca.

PLIEGUES NASOLABIALES

El último punto del canal primario del intestino grueso, IG-20, se encuentra en realidad en el inicio del pliegue nasolabial en el ensanchamiento de las fosas nasales (véase imagen 84). También es el punto de encuentro punto con el canal del estómago y justo debajo de Bitong, un punto adicional junto a la nariz y que se encuentra dentro del levator labii superioris alaeque nasi (H).

El E-4 (almacén terrestre) está situado en el otro extremo del pliegue nasolabial en el lado de la boca. Se encuentra en realidad en el surco nasolabial (véase imagen 84) y se utiliza principalmente para tratar trastornos de los músculos faciales. Por debajo del E-4, en el cuerpo del músculo depresor angular está la inserción del nervio motor. El E-3 (gran hendidura) también se encuentra en el origen del músculo levator labii superioris (P), en el hueso cigomático.

LÍNEAS VERTICALES DEL LABIO

El canal primario del intestino grueso pasa por la zona entre el labio superior y la nariz. El IG-19 (hendidura del grano de la boca) está debajo de la fosa nasal, directamente sobre la inserción del nervio motor en el vientre muscular del orbicularis oris, un músculo que en realidad forma parte del largo estómago TM (véase imagen 85).

El canal Du termina en Du- 26 (canal de agua) en la línea media del filtrum entre la boca y la nariz. Es un punto importante para el tratamiento porque es es el punto de encuentro de los canales del intestino grueso y del estómago (véase imagen 85).

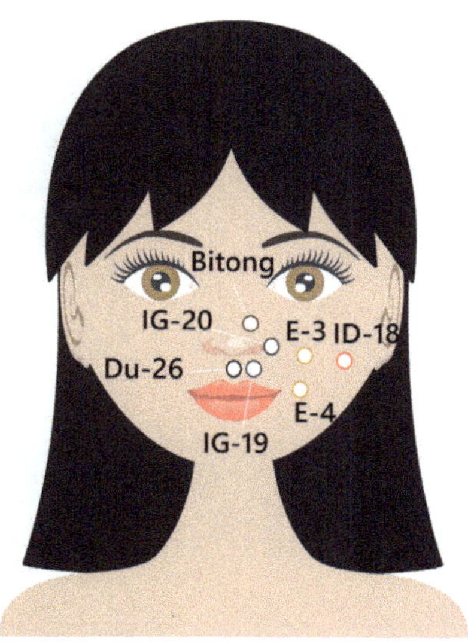

imagen 85: Zonas de las mejillas y la boca

SECUENCIA DEL ÁREA BOCA/MEJILLA

EN EL ROSTRO

Las siguientes secuencias beneficiarán tanto a la pérdida de volumen facial como a los pliegues nasolabiales.

1. Realice círculos estáticos en Bitong, al lado de la nariz, durante cinco segundos. A continuación, haga un barrido por su rostro por debajo del hueso de la mejilla hasta hasta la zona de la sien. El barrido es un movimiento que tira suavemente de las fibras musculares de abajo (véase imagen 86).

2. Realice círculos estáticos en IG-20 durante cinco segundos. Luego haga un barrido atravesando la mejilla (sobre E-3, el origen del músculo elevador labii superioris alaeque

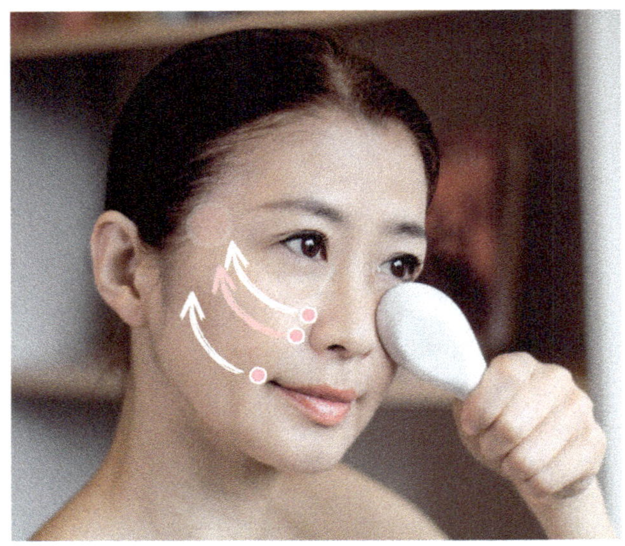

imagen 86: Pasos 1-3

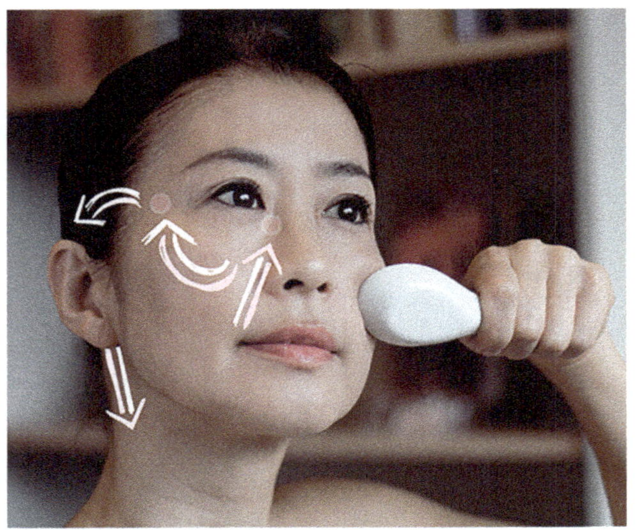

imagen 87: Paso 4

nasi) y luego hasta la zona de la sien (véase imagen 86).

3. Haga círculos estáticos en E-4, al lado de la boca, durante cinco segundos. A continuación, haga un barrido por la parte inferior de su mejilla y luego hasta la zona de la sien (véase imagen 86).

4. Coloque el lado (más largo) de la herramienta en un ángulo de 45 grados a lo largo del pliegue nasolabial. Deslícelo hacia arriba por el lado de la nariz hasta justo debajo del ojo. A continuación, barra por debajo y a lo largo de su pómulo (no la cuenca del ojo) hasta la parte delantera de la oreja. Continúe el movimiento sobre la oreja y luego hacia abajo por el lado del cuello. Es todo un único movimiento suave. Repítalo de tres a cinco veces (véase imagen 87).

5. Haga círculos estáticos en Du-26, por debajo del centro de su nariz, y luego haga un barrido por la zona que está por encima de su labio hasta el E-4 a un lado de su boca. Después de llegar a E-4, barra por debajo de su pómulo hasta la sien (véase imagen 88).

6. Repita esto por debajo de su boca. Realice círculos estáticos en Ren-24 y haga un barrido por debajo de su labio hasta E-4. Luego haga un barrido hacia arriba hasta su sien (véase imagen 88).

EN EL CUERPO

7. Haga un barrido por el abdomen tanto por encima como por debajo del ombligo. Deben ser suaves con la idea tanto de cruzar los canales primarios del estómago, el bazo/páncreas y el riñón, como de reafirmar los músculos de esta zona (véase imagen 89). Esta técnica es ideal si tiene más tejido graso en esta zona del que le gustaría. Repita la operación varias veces y asegúrese de que la piel esté suficientemente lubricada.

EN LOS BRAZOS

8. Realice un raspado ancho por los músculos de los canales TM del intestino grueso (IG) y del pulmón (P) en la parte inferior y superior del brazo, especialmente en las zonas de debajo y de encima del codo (véase imágenes 90 y 91). Repita la operación varias veces.

EN LAS PIERNAS

9. Realice un raspado ancho por los canales primarios/TM del bazo (B) y del estómago (E) en el interior de la parte inferior y superior de la pierna (véase imágenes 92 y 93). Repita la operación varias veces.

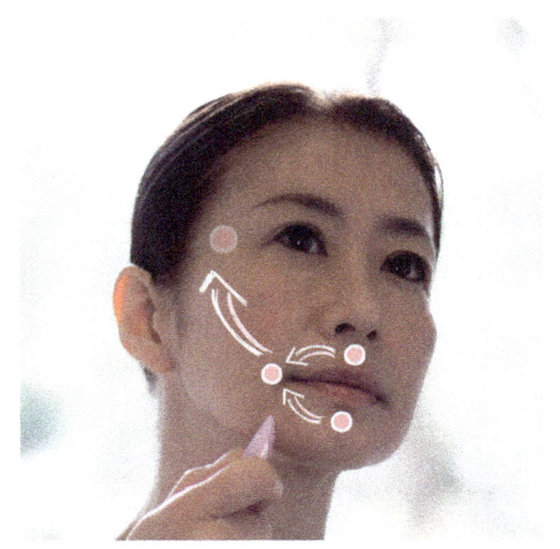

imagen 88: Pasos 5-6

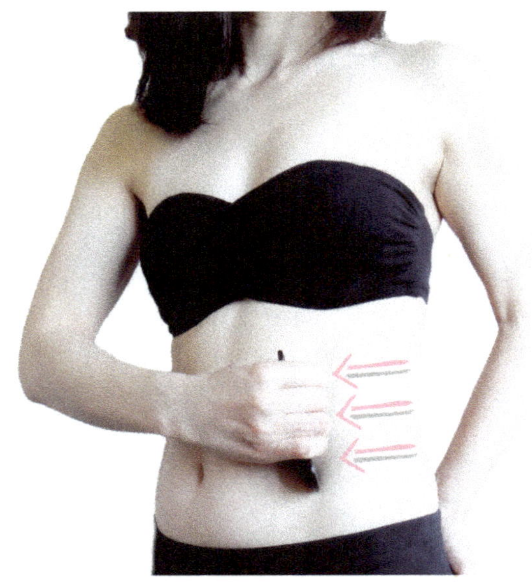

imagen 89: Paso 7

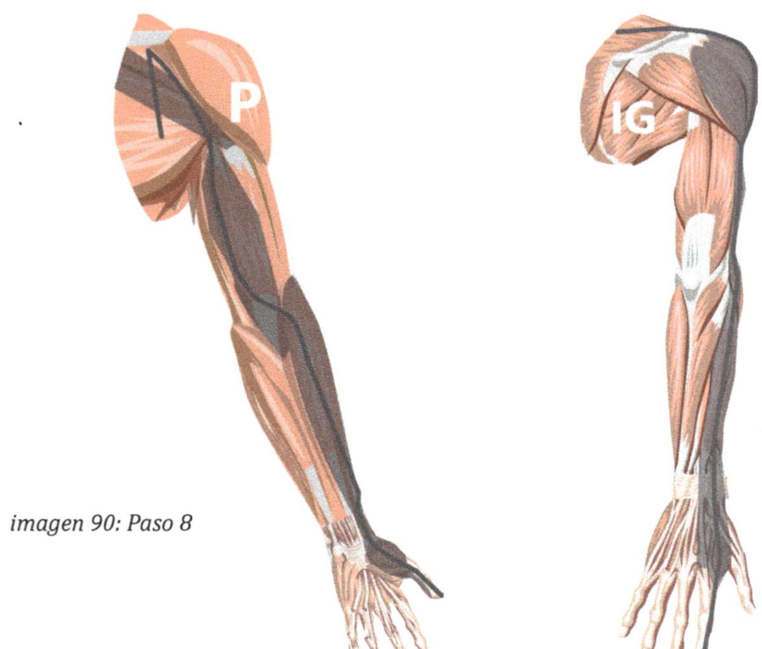

imagen 90: Paso 8

imagen 91: Paso 8

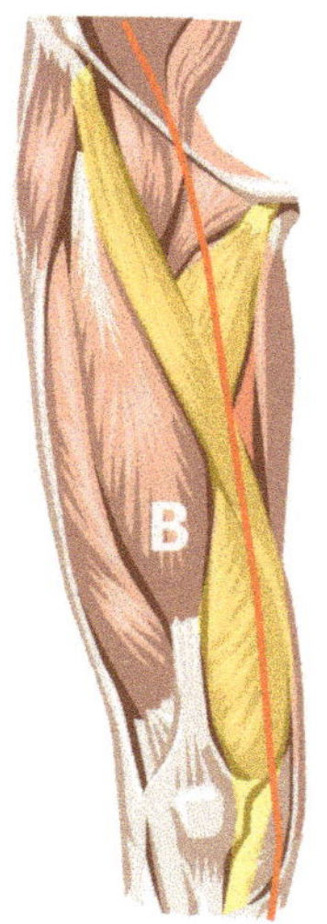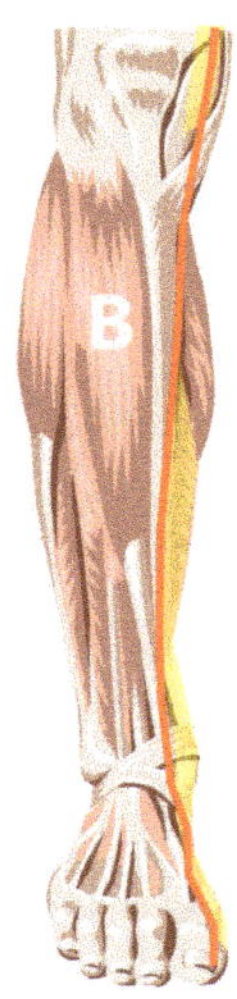

imagen 92: Paso 9

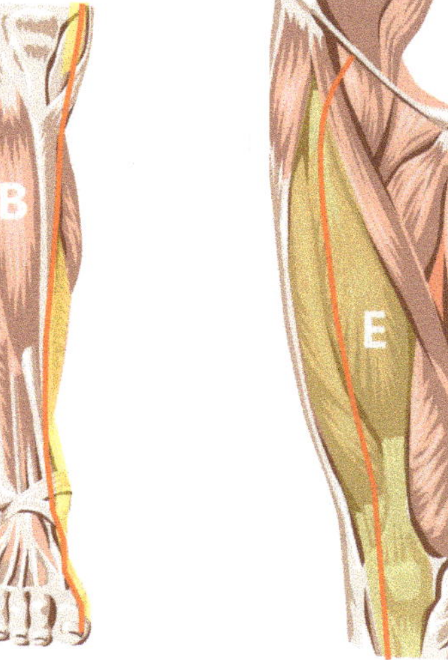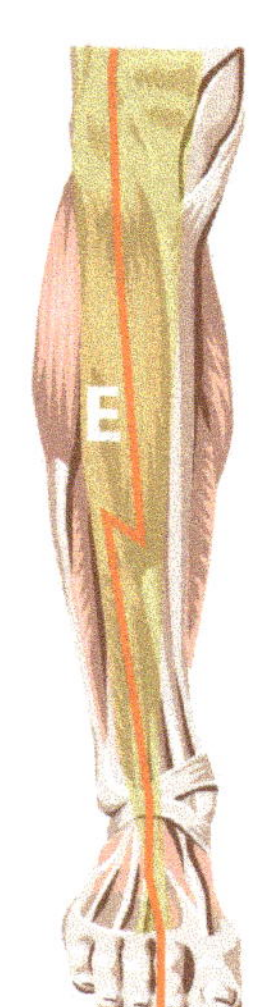

imagen 93: Paso 9

E. ZONA INFERIOR DEL ROSTRO Y EL CUELLO

RASGOS COMUNES DE ENVEJECIMIENTO

Papada, líneas de marioneta y bandas platismales.

MÚSCULOS Y TEJIDOS

A medida que envejece, la zona inferior de su rostro y cuello se ve afectada por los cambios en los depósitos de grasa y la flacidez de la papada, las líneas verticales del cuello conocidas como bandas platismales y la reabsorción de parte del hueso de la mandíbula y el mentón. Estos cambios a menudo significan la pérdida del contorno de su línea de la mandíbula y una menor demarcación entre donde termina su rostro y comienza el cuello.

i. PLIEGUES DEL ROSTRO INFERIOR

Son líneas verticales cortas que descienden desde las comisuras de la boca, conocidas como líneas de marioneta y líneas comisurales. Suelen acompañar a los pliegues nasolabiales profundos, tal y como se ha comentado en el apartado anterior. Aparecen de forma muy parecida a muchos de los otros rasgos faciales del envejecimiento debido a la hiperactividad muscular y a la pérdida de elasticidad. Los músculos clave son el angular depresor (I) y el platisma (Q), que tiran de la boca hacia abajo (véase imagen 94).

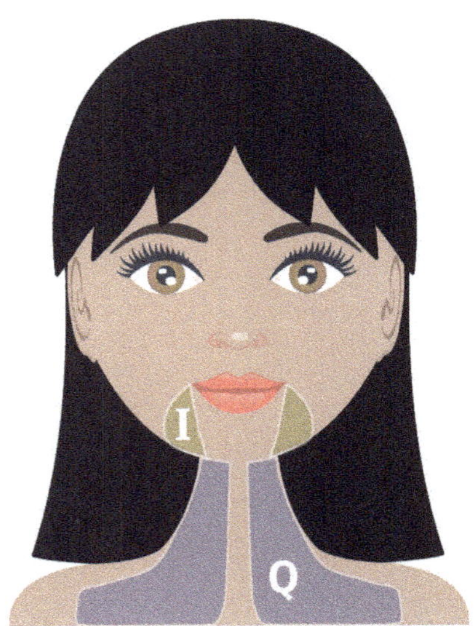

imagen 94: Músculos del inferior del rostro

ii. PAPADA

Con la pérdida de tensión muscular, se desarrolla una acumulación de grasa en la parte inferior de la mejilla que se superpone a la mandíbula (hueso del maxilar inferior). Esta grasa se ha desplazado hacia abajo debido a la pérdida de volumen del tejido, a la gravedad y a los cambios físicos del hueso de la mandíbula.

iii. BARBILLA CAÍDA

A medida que los músculos comienzan a aflojarse y la piel pierde su tono y elasticidad, aumentan las posibilidades de desarrollar una flacidez o papada. Esto se debe en parte a que su maxilar (hueso de la mandíbula superior) y su mandíbula (hueso de la mandíbula inferior) pierden su densidad ósea y su rostro puede parecer ligeramente más corto y ancho a medida que envejece.

Además, bajo la línea media de su barbilla suele haber una acumulación de grasa subcutánea y son estos depósitos de grasa los que se vuelven más pronunciados con el aumento de peso y el envejecimiento.

iv. BANDAS PLATISMALES

Debajo de esta capa de grasa en el cuello se encuentra el músculo platisma (Q), una fina hoja de músculo que se origina en la fascia y la piel sobre los pectorales (pecho) y deltoides (hombro) músculos. Hay un músculo platisma a cada lado de su cuello y cuando pasa por encima de su mandíbula se transforma en fibras de colágeno y tejido conectivo y se funde con la la piel de su rostro. Este músculo tira de su labio inferior y la comisura de su boca hacia un lado y hacia abajo, abriendo la boca, a menudo para expresar sorpresa o miedo. A medida que envejecemos, este músculo comienza a perder su tono y se vuelve estirado. Esto hace que las fibras se unan y se hagan visibles como «bandas» a ambos lados del cuello.

CANALES Y PUNTOS

i. PLIEGUES DEL ROSTRO INFERIOR

El canal primario del estómago y del intestino grueso pasan por la parte inferior del rostro y el cuello y tienen una fuerte influencia sobre los tejidos y los músculos de esta zona. Los dos músculos clave de los pliegues inferiores del rostro forman parte de canales diferentes: el depresor angular forma parte del canal TM del intestino grueso y los músculos platisma forman parte del canal TM del estómago. El canal primario del estómago atraviesa horizontalmente a ambos (véase imagen 95).

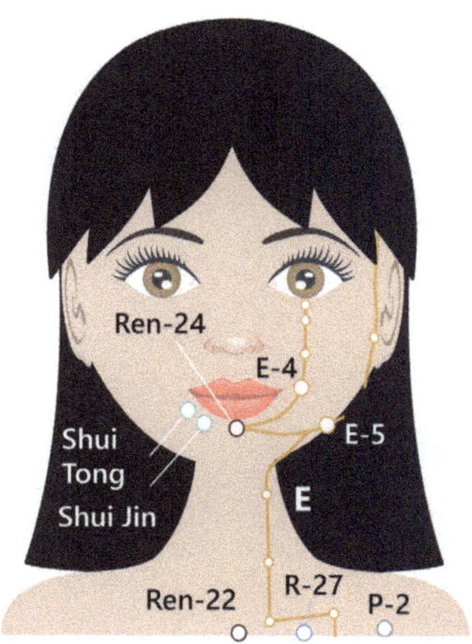

imagen 95: Canales y zonas del inferior del rostro

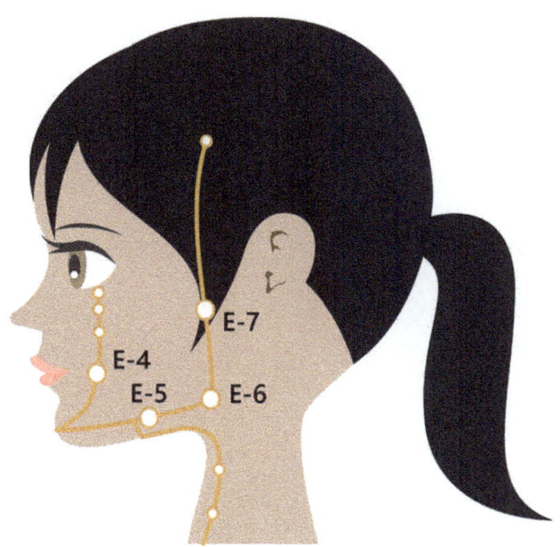

imagen 96: Canal del estómago

También hay dos puntos debajo de la boca que suelen estimularse para afectar a los problemas del riñón y de la zona lumbar. El Shui Tong (agua a través) está debajo de la comisura de la boca y el Shui Jin (agua metálica) está a un lado de la línea media debajo de la boca. Esto debería tener sentido cuando se dé cuenta de que los músculos y las estructuras de los tejidos a lo largo del canal Ren forman parte del canal TM de riñón. Esta zona a veces puede ser ligeramente más oscura que la piel que la rodea y tener arañas vasculares si hay dolor en la parte baja de la espalda (véase imagen 95).

ii. PAPADA

Como la presencia de papada suele significar el aflojamiento y descenso del tejido desde arriba, gran parte de lo mencionado en la pérdida de volumen facial se aplica aquí. El estómago primario va desde su barbilla a lo largo de su hueso mandibular hasta el ángulo de su mandíbula y luego hace un giro de 90 grados hacia arriba atravesando su sien hasta la esquina de su cabeza. Esta parte del canal incluye el E-5 (gran bienvenida), delante del músculo masetero, el E-6 (carro de la mandíbula), en el ángulo de la mandíbula en la cabeza del músculo masetero, y el E-7 (barrera inferior), en línea con la medio de la oreja, y un punto de encuentro de los canales del estómago y de la vejiga (véase imagenes 95 y 96). Todos estos puntos se han asociado tradicionalmente con el tratamiento de la boca, la mandíbula, los dientes y las mejillas.

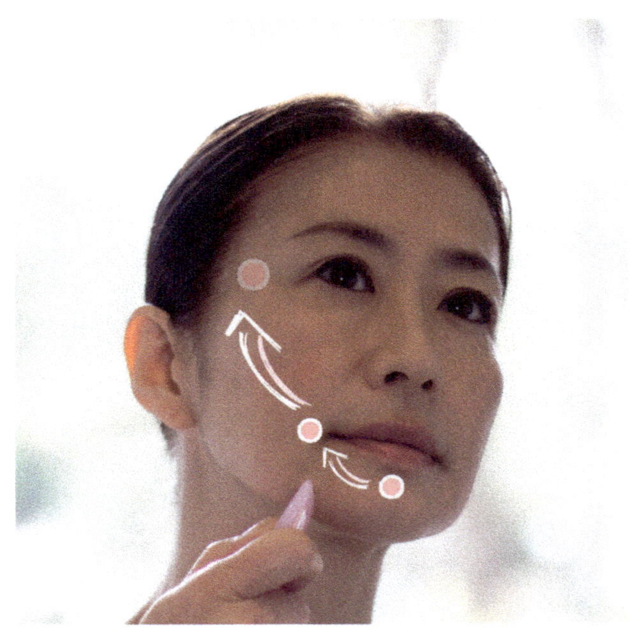

imagen 97: Paso 1

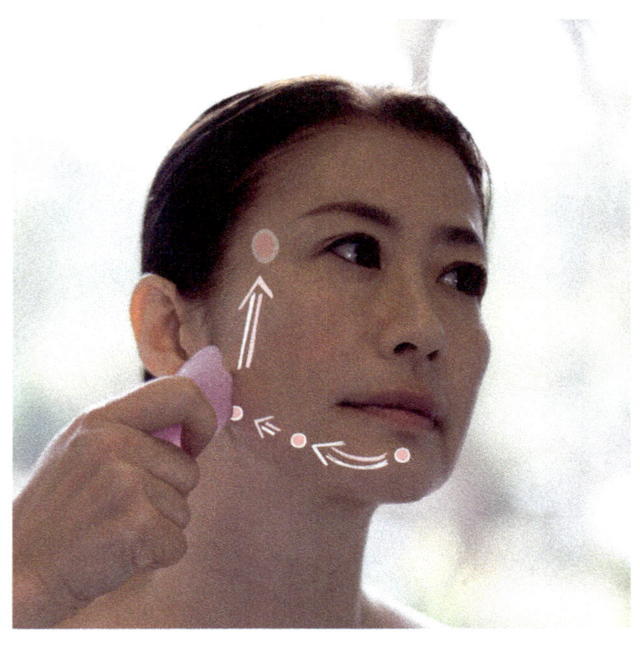

imagen 98: Paso 2

iii. BARBILLA CAÍDA

Los dos canales principales que pasan por la zona de la papada son el estómago (E) y Ren. El canal del estómago desciende por el lado de la prominencia laríngea (manzana de Adán) hacia el hueso de la clavícula, y el canal Ren se dirige en la dirección opuesta hacia arriba, en la línea central, y termina en Ren-24 (contenedor de fluidos), en el hueco de la línea media entre el orbicularis oris y los dos músculos mentalis, por debajo del labio inferior.

El desarrollo de un doble mentón está tradicionalmente relacionado con la función de los riñones en la medicina oriental, pero los antiguos chinos en realidad hacían referencia a sus glándulas suprarrenales, que se encuentran encima de los riñones. El desequilibrio hormonal que se puede crear cuando estas glándulas tienen un rendimiento insuficiente o excesivo puede conducir a una acumulación de grasa subcutánea bajo su barbilla.

iv. BANDAS PLATISMALES

Los músculos platisma forman parte del canal estómago TM. El origen del músculo platisma también cubre el comienzo del canal primario del pulmón en P-2 y el final del canal primario del riñón en R-27. Para afectar a los cambios en el origen del músculo, los canales de riñón y pulmón son candidatos obvios tanto a nivel local como distal.

SECUENCIA DE LA ZONA INFERIOR DEL ROSTRO Y EL CUELLO

Las siguientes secuencias beneficiarán a la parte inferior del rostro y al cuello:

EN EL ROSTRO

1. Realice círculos estáticos en Ren-24 durante cinco segundos y haga un barrido por debajo de su labio hasta E-4. Luego haga un barrido hacia la sien. Hágalo tres veces y luego repítalo en el otro lado de su rostro (véase imagen 97).

2. Realice un barrido horizontal desde Ren-24 justo por encima de su hueso mandibular. Haga círculos estáticos en E-5 durante cinco segundos, en el borde del músculo masetero, y luego siga barriendo hasta E-6 en el ángulo de la mandíbula. Haga círculos estáticos aquí durante cinco segundos y luego cambie la herramienta a su lado más ancho y barra hacia arriba de su mejilla siguiendo el canal primario del estómago hasta la zona de la sien (véase imagen 98).

3. Utilice la parte cóncava en la herramienta si la hay y coloque la herramienta bajo el centro de la barbilla. Presione durante unos segundos y luego deslice a lo largo del borde del hueso de la mandíbula. Si la herramienta no tiene

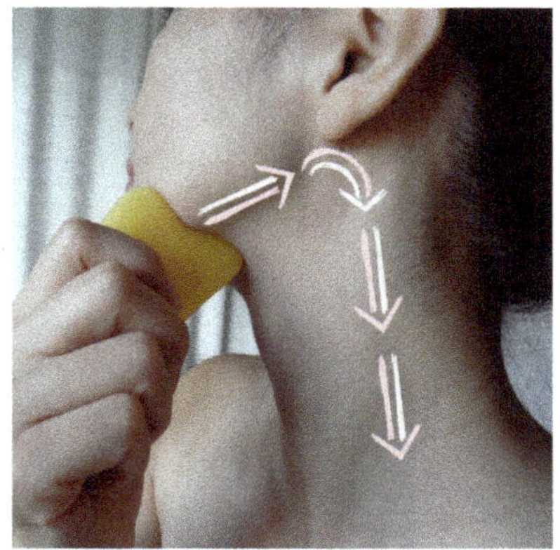

imagen 99: Paso 3

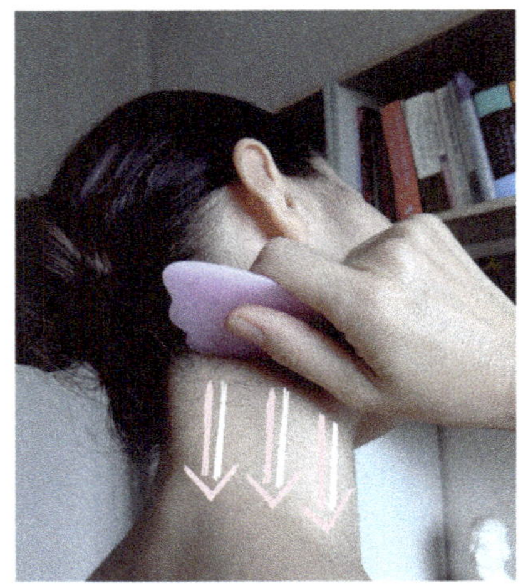

imagen 100: Paso 4

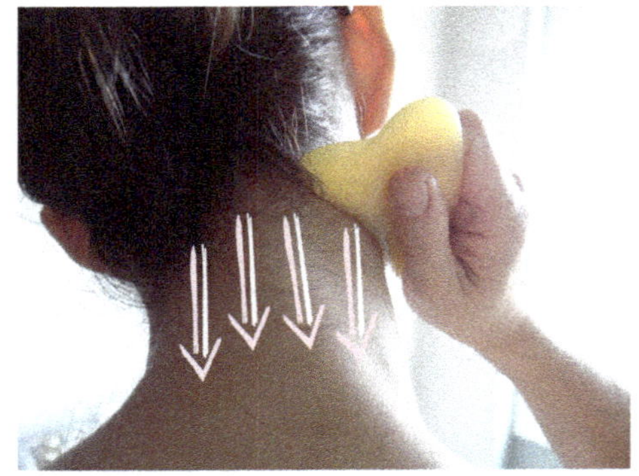

imagen 101: Paso 5

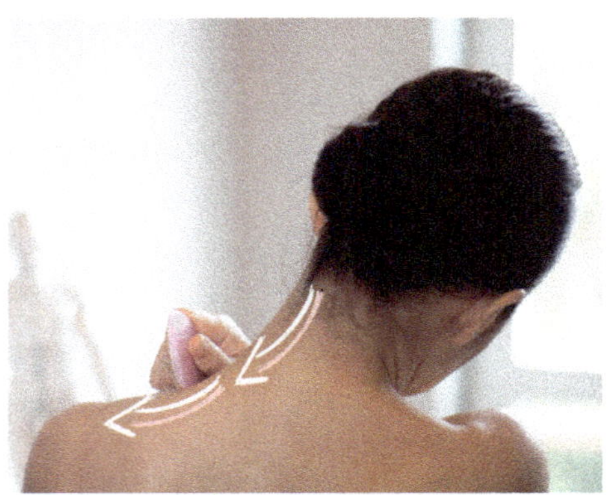

imagen 102: Paso 6

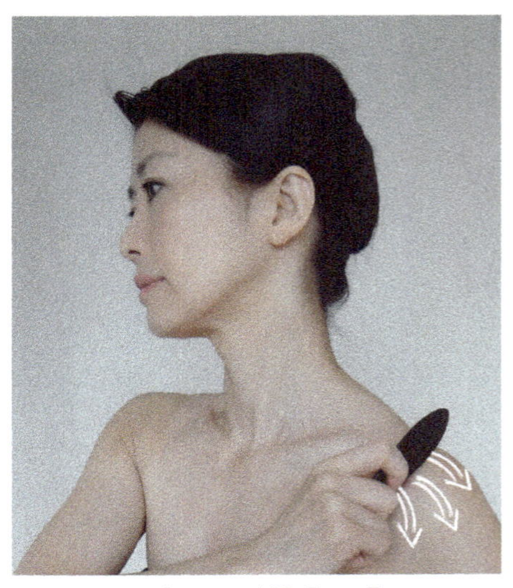

imagen 103: Paso 7

una parte cóncava, utilice el lado más plano. Al llegar al final de la mandíbula, ponga el lado de la herramienta plano sobre la piel y deslícelo por debajo de la oreja y luego haci abajo, por el lado del cuello. Repita esto de tres a cinco veces (véase imagen 99).

EN EL CUELLO

4. Incline la cabeza hacia atrás y haga un barrido hacia abajo, debajo de la barbilla y por el cuello. Cubra toda la zona de la barbilla/mandíbula/cuello pero tenga cuidado de no pasar sobre la prominencia laríngea (manzana de Adán) y tenga en cuenta la presencia de los ganglios linfáticos y las arterias carótidas entre el músculo esternocleidomastoideo y la tráquea. Repita esto de tres a cinco veces. Si no le importa la aparición de marcas de petequias Gua sha en el cuello, puede utilizar una técnica de raspado ancho, especialmente si su cuello es propenso a la rigidez, ya que esto debería hacer que se sienta menos rígido (véase imagen 100). Repita esta operación varias veces.

5. Raspe los músculos de la nuca. Empiece por el occipucio y haga un raspado ancho hacia abajo siguiendo líneas verticales a través de su cuello. Tenga cuidado con las vértebras en la línea central. Puede raspar hacia abajo en el hueso si hay suficiente tejido blando que actúe como cojín, pero tenga cuidado especialmente si tiene algún problema estructural en el cuello (véase imagen 101). Repita esta operación varias veces.

EN LOS HOMBROS

6. Realice un raspado ancho sobre el músculo trapecio del hombro hacia el brazo. El trapecio forma parte del canal de la vejiga TM (véase imagen 102). Repita esta operación varias veces.

7. Realice un raspado ancho sobre el músculo deltoides, en el lado del hombro/parte superior del brazo. Esto forma parte del canal TM del intestino grueso. Evite raspar sobre el hueso acromion (véase imagen 103). Repita esta operación varias veces.

EN EL PECHO

8. Realice un raspado estrecho desde la línea media hacia fuera en el tejido que está por encima del hueso de la clavícula (no sobre el hueso). A continuación, repita lo mismo por debajo del hueso (véase imagen 104). Esta técnica puede producir marcas de petequias en su piel.

9. Pase un raspado estrecho por la zona superior de su pecho. Comience en el esternón y pase la mano siguiendo los huecos curvos de la caja torácica. Evite realizar el raspado directamente sobre sus costillas o sobre el tejido mamario (véase imagen 104). Repita esta operación varias veces.

EN LOS BRAZOS

10. Realice un raspado ancho por el canal primario/TM del pulmón (P), del intestino grueso (IG) y el corazón (C) en la parte inferior y superior del brazo (véase imágenes 105-7). Repita esta operación varias veces.

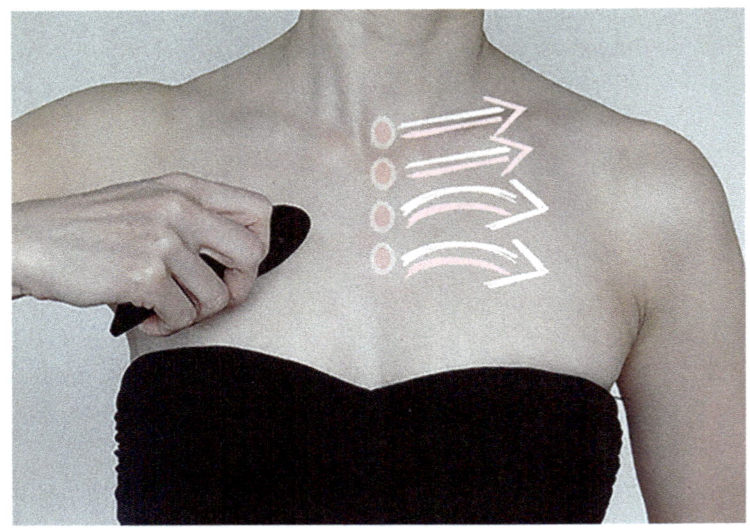

imagen 104: Pasos 8-9

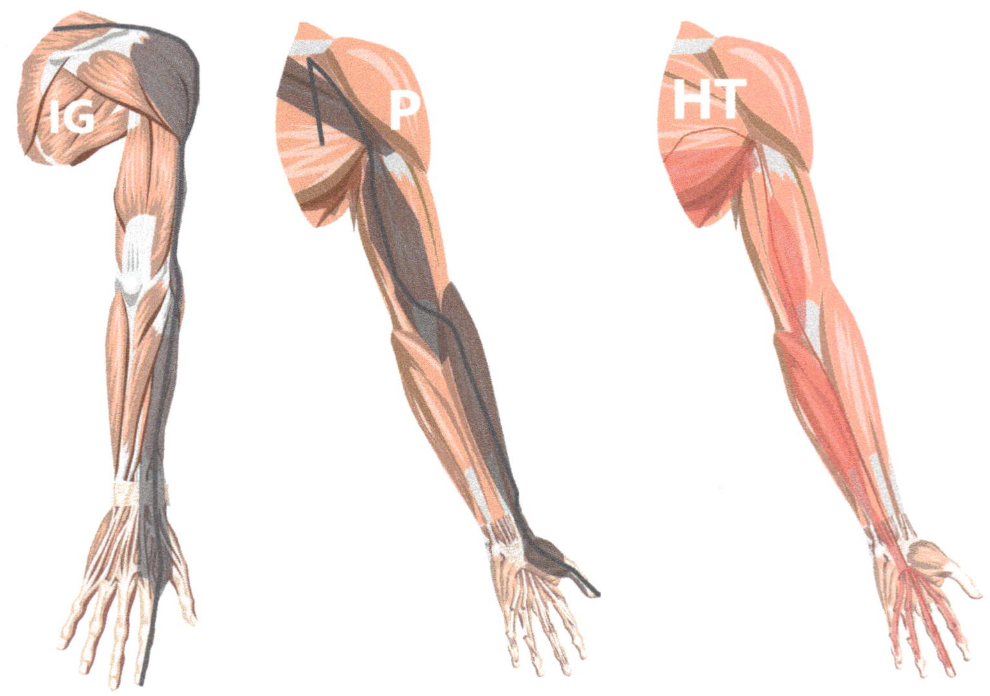

imagen 105: Paso 10   *imagen 106: Paso 10*   *imagen 107: Paso 10*

EN LAS PIERNAS

11. Realice un raspado ancho por el canal primario/TM del estómago (E) en la parte inferior y superior de la pierna (véase imágen 108). Repita varias veces.

12. Realice un raspado ancho hacia arriba por el canal primario/TM del riñón (R) en la parte inferior y superior de la pierna (véase imagen 109). Repita varias veces.

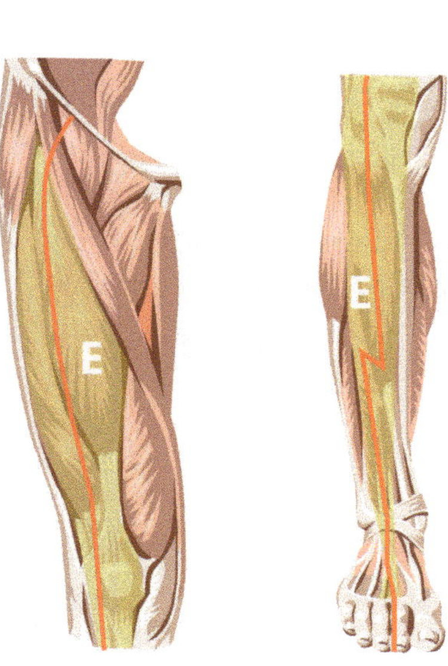

imagen 108: Paso 11

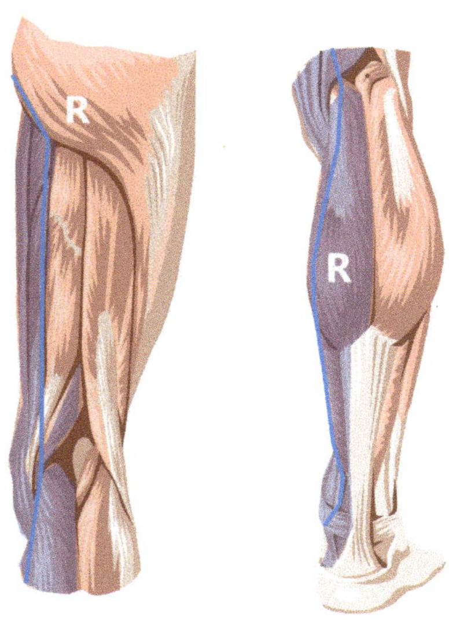

imagen 109: Paso 12

9. JUNTÁNDOLO TODO

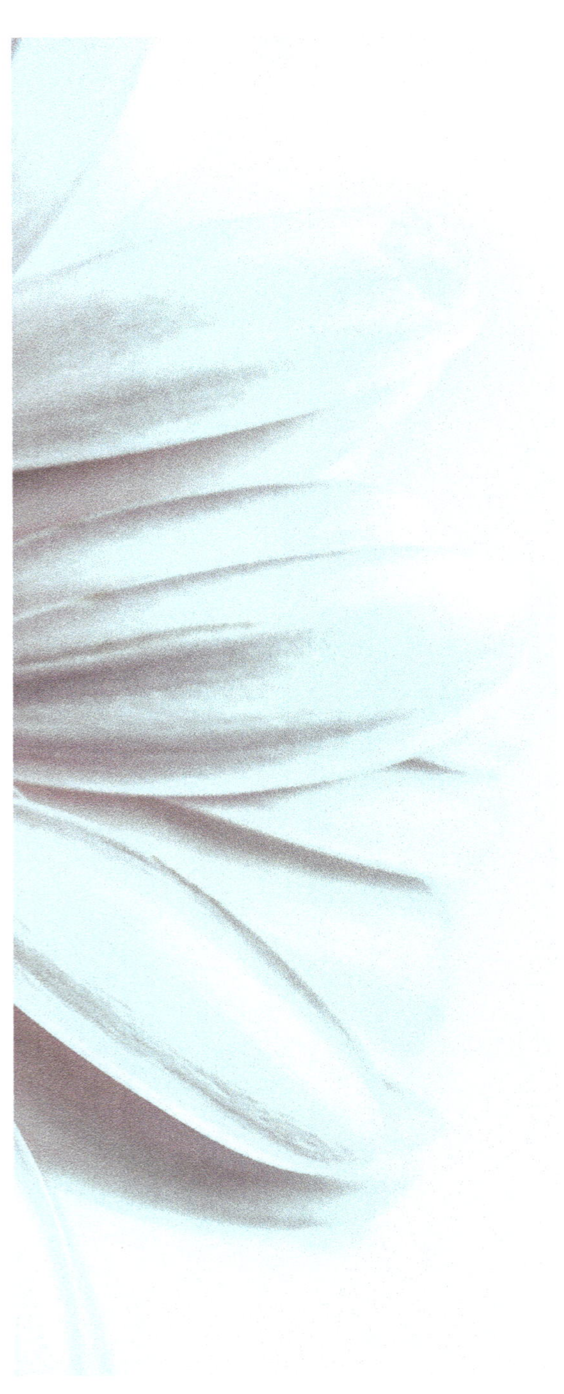

COMBINANDO LAS SECUENCIAS

La clave de un tratamiento eficaz es combinar las secuencias de Gua sha para que aborden lo que le interesa. Si desea tratar todo el rostro, puede combinar las secuencias individuales en una secuencia larga. Si desea tratar determinadas zonas, es de esperar que ahora cuente con los conocimientos y las herramientas para hacerlo y poder crear su propia secuencia. Aquí le dejo una secuencia de ejemplo que utiliza todo su cuerpo para tratar su rostro tanto local como distalmente:

A. AFLOJAMIENTO

- Afloje la cabeza: Siga las instrucciones para relajar la zona de la cabeza.

- Afloje su rostro: Siga las instrucciones para relajar la zona del rostro.

1

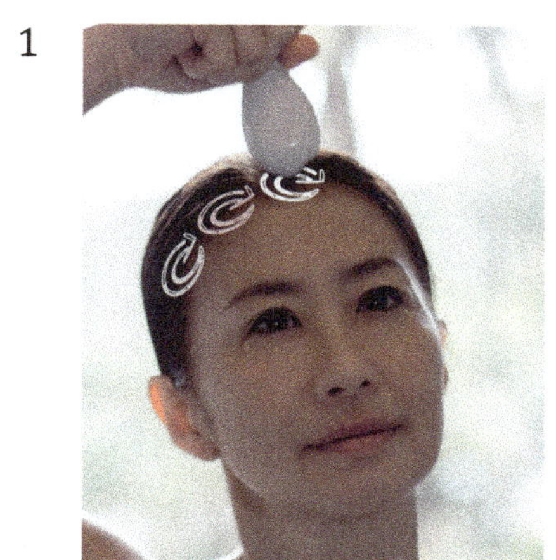

2

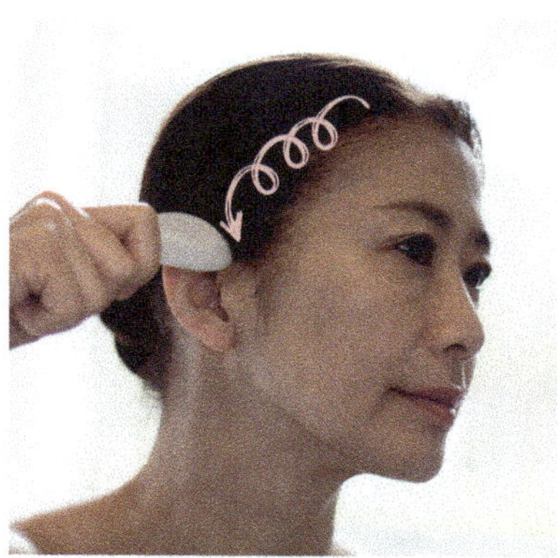

3

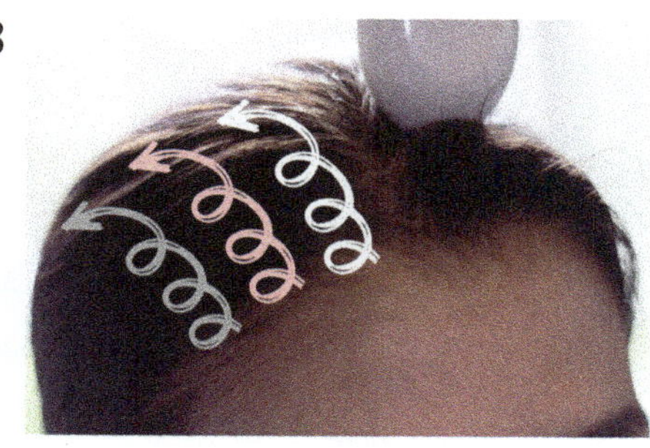

4

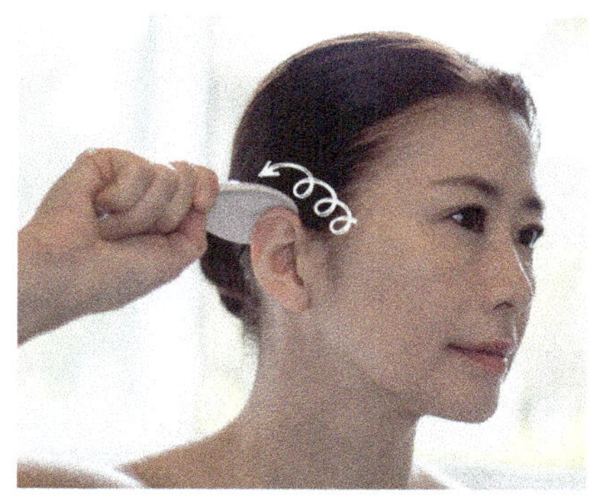

5

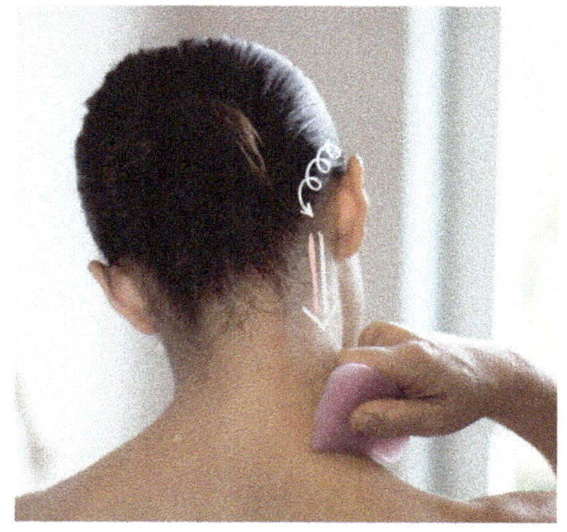

6

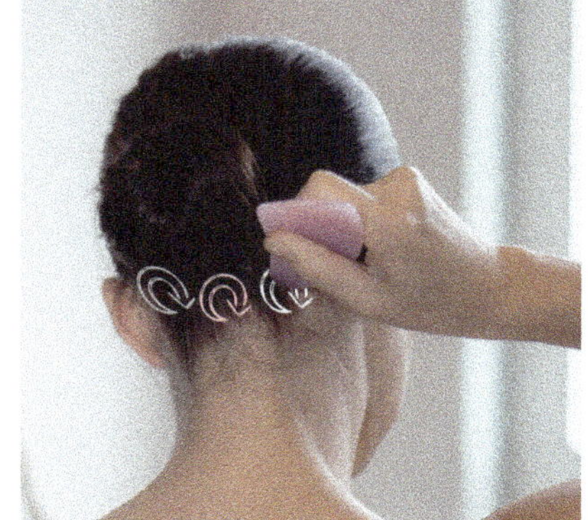

7

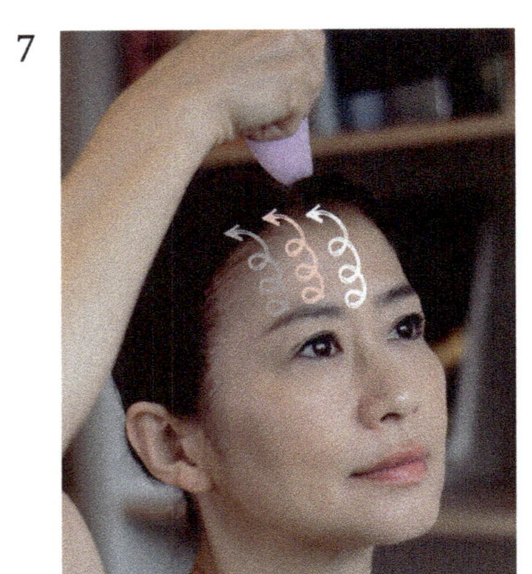

9

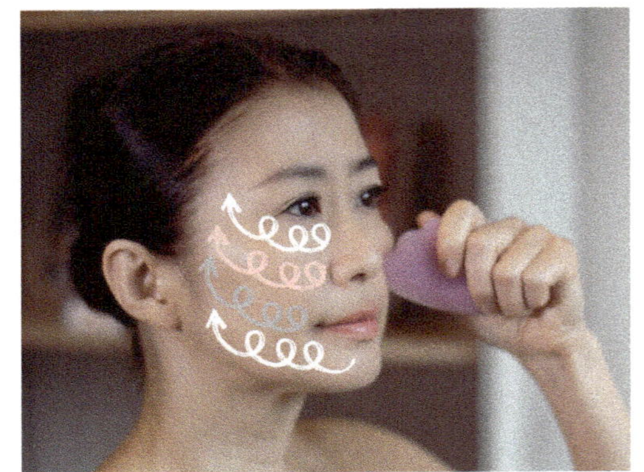

10

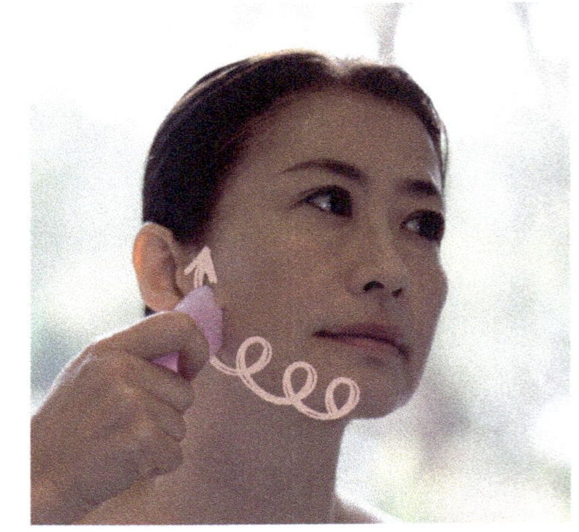

8

11

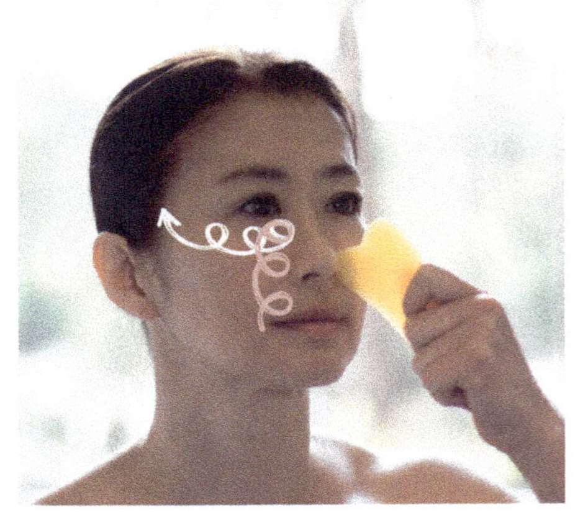

B. TRATAMIENTO

CABEZA

12

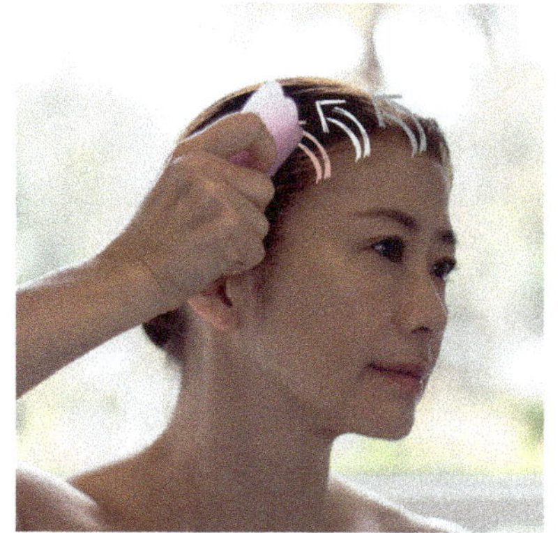

13

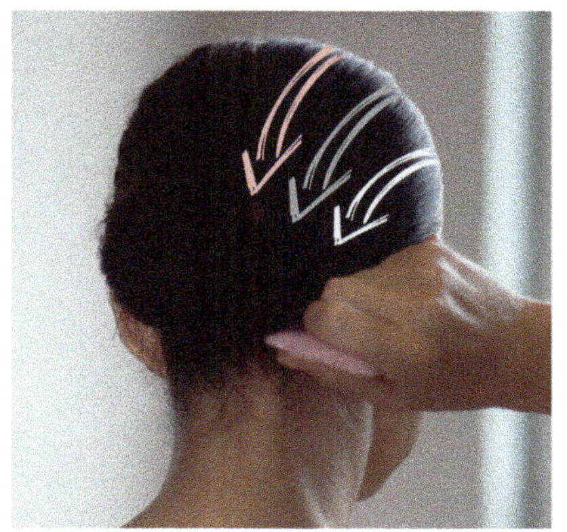

14

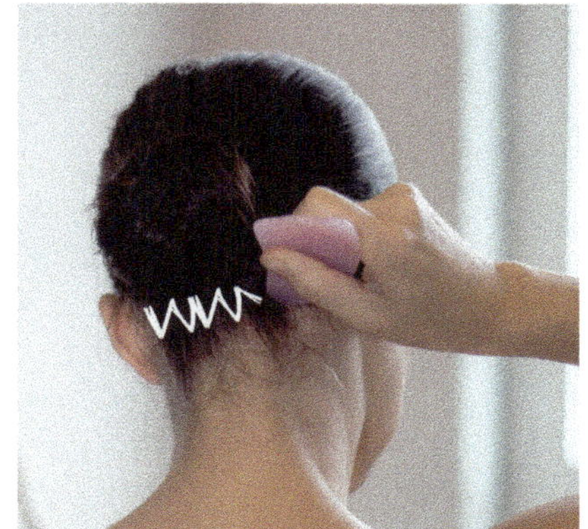

ROSTRO

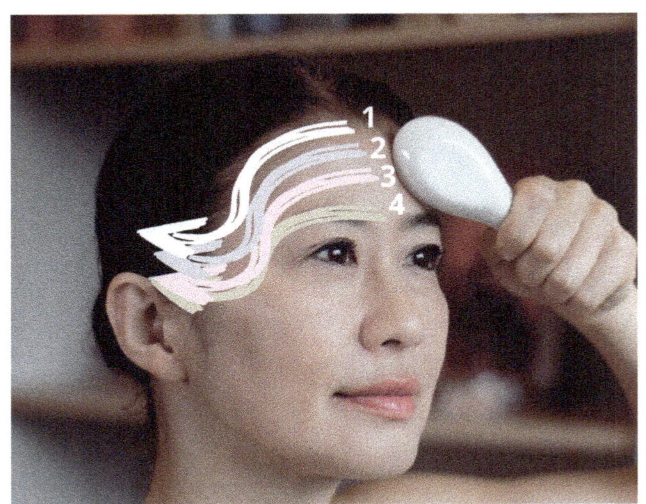

15

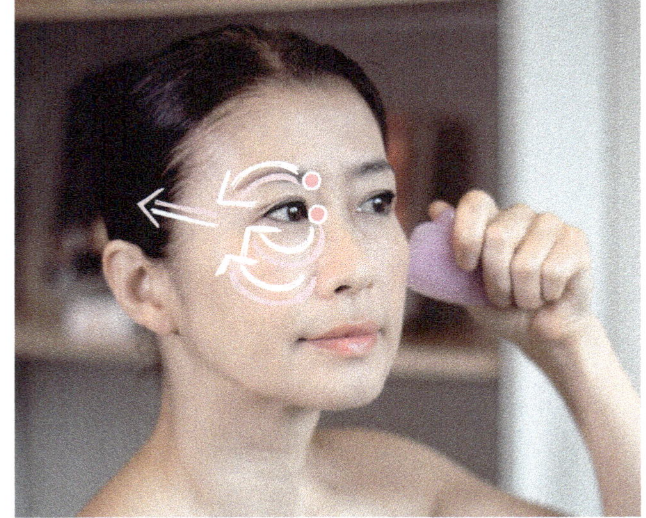

16

17

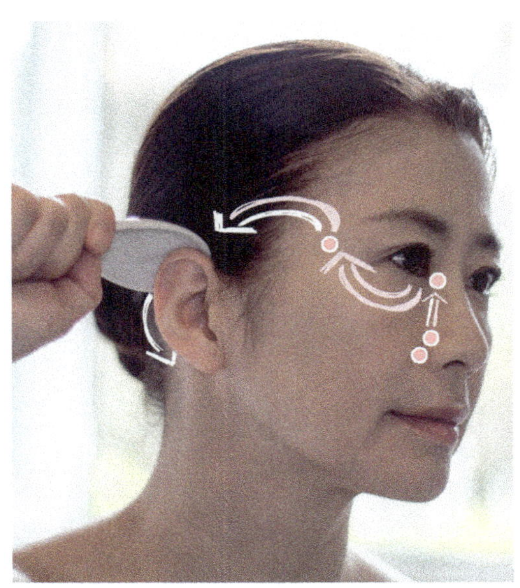

18

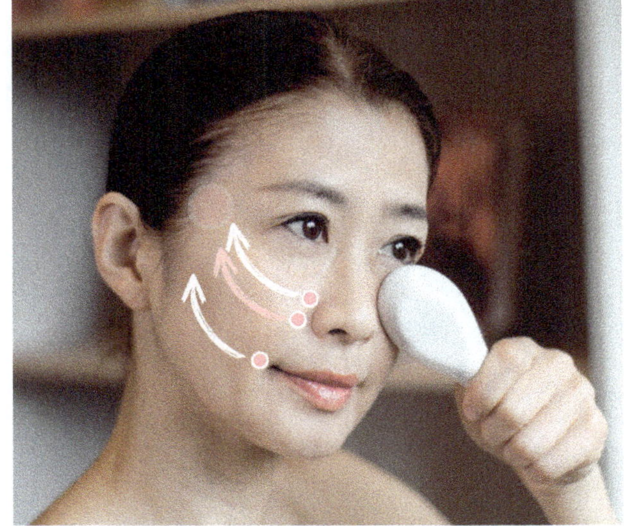

19

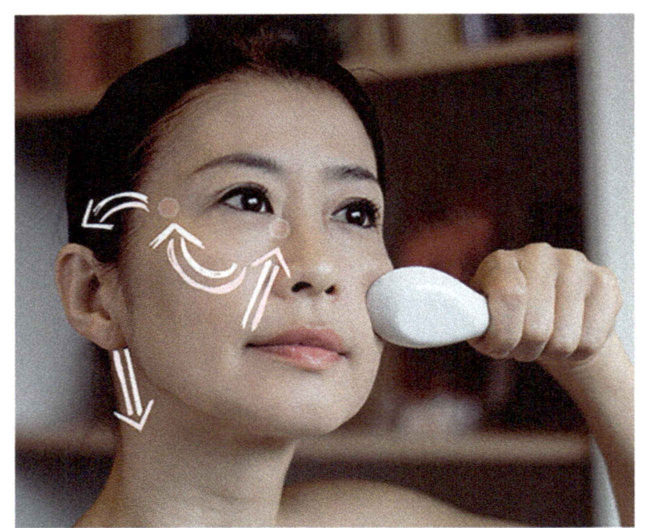

20

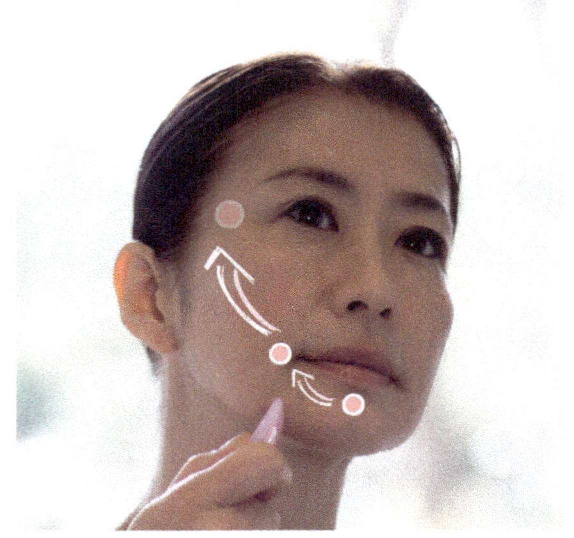

21

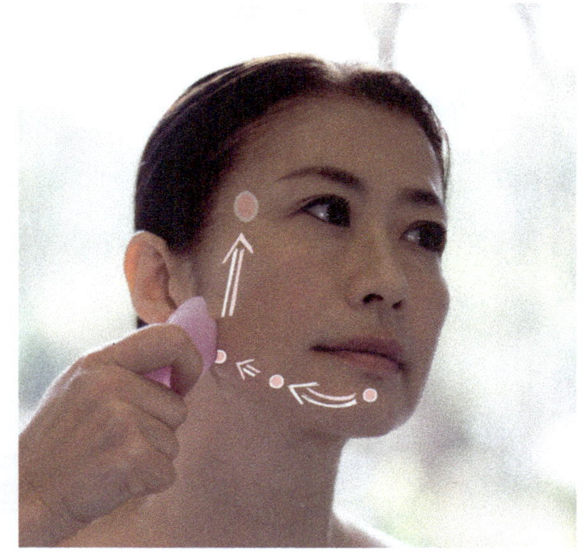

CUELLO

22

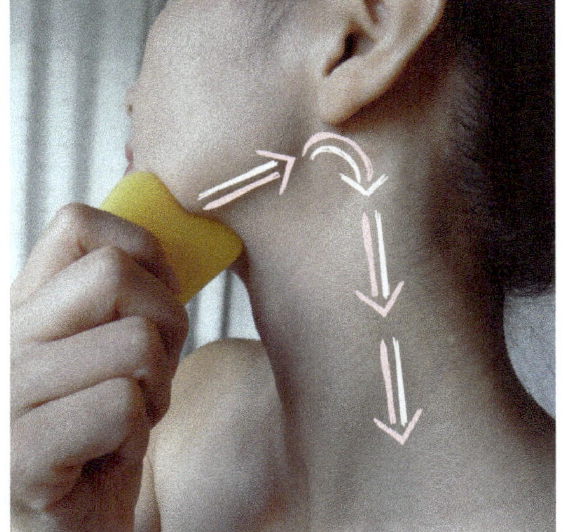

23

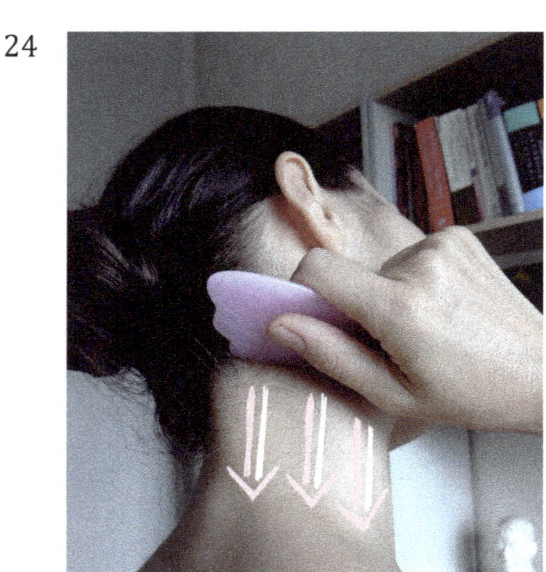

24

HOMBROS

25 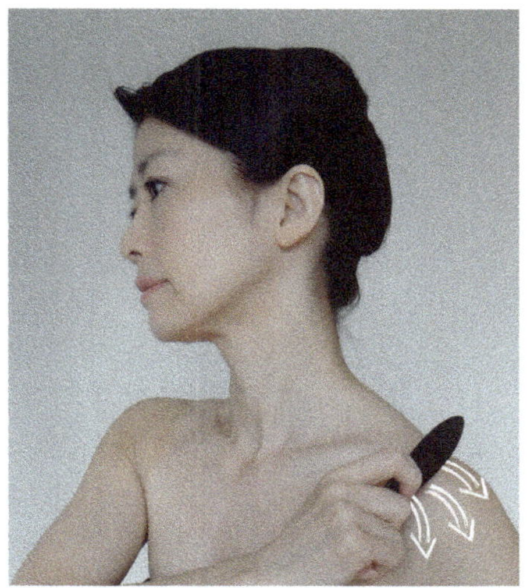

26 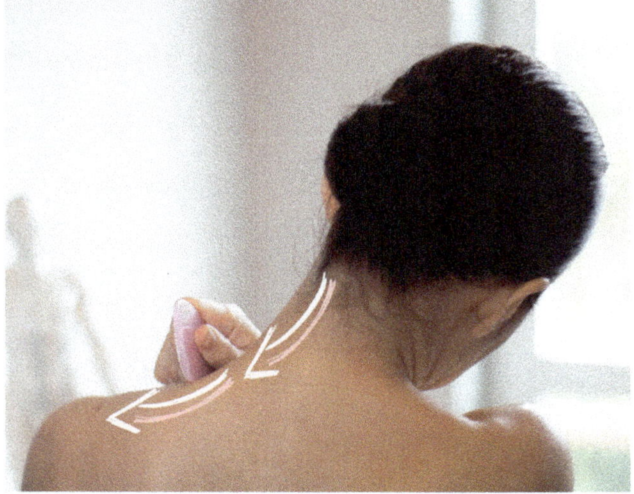

PECHO

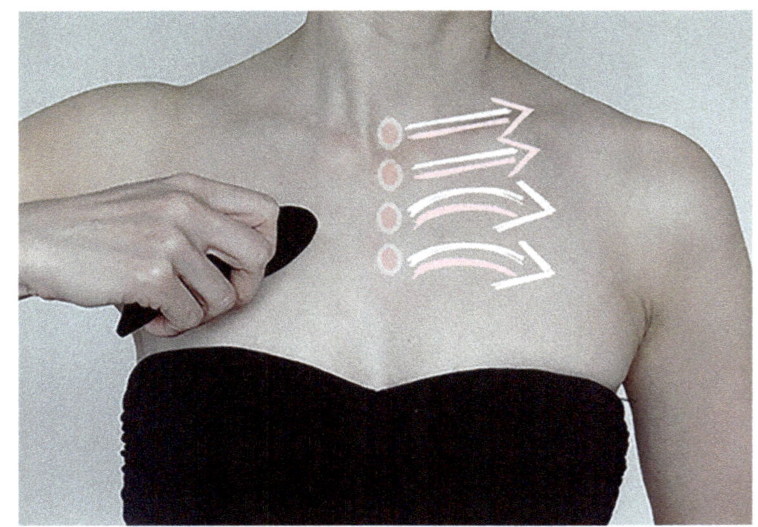

ESPALDA BAJA

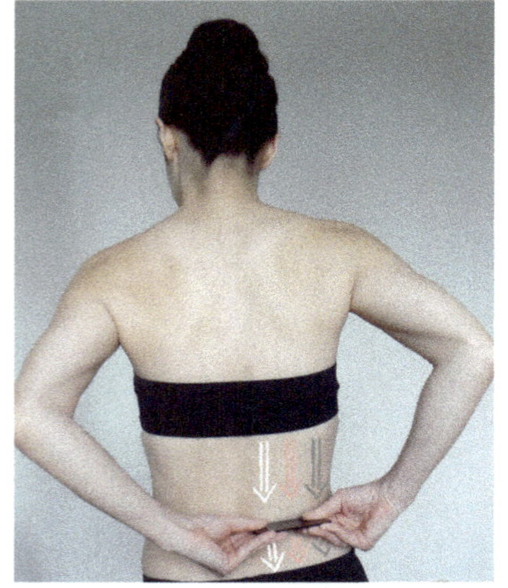

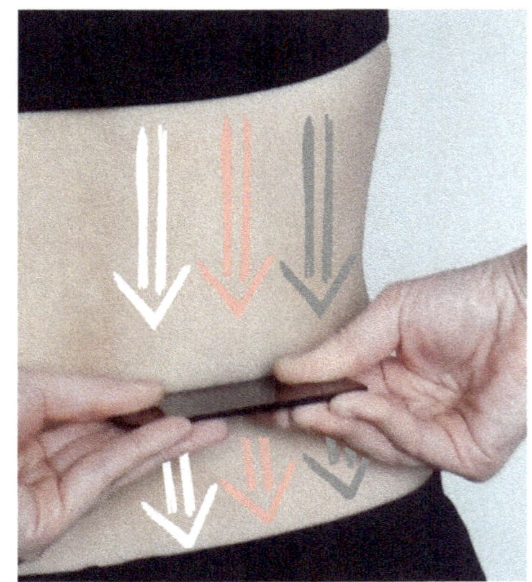

CINTURA

29

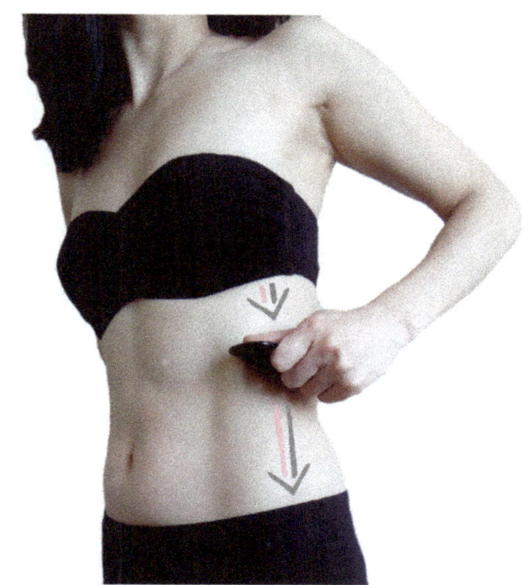

ABDOMEN

30

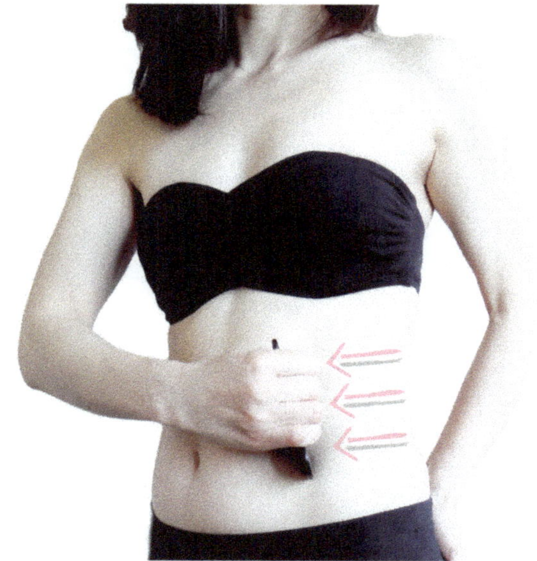

BRAZOS

Con sólo tratar los canales GC y IG podrá
cubrir todas las zonas del rostro. Para el GC
vaya hacia abajo, hacia los dedos, y para el IG
vaya hacia arriba, hacia el hombro.

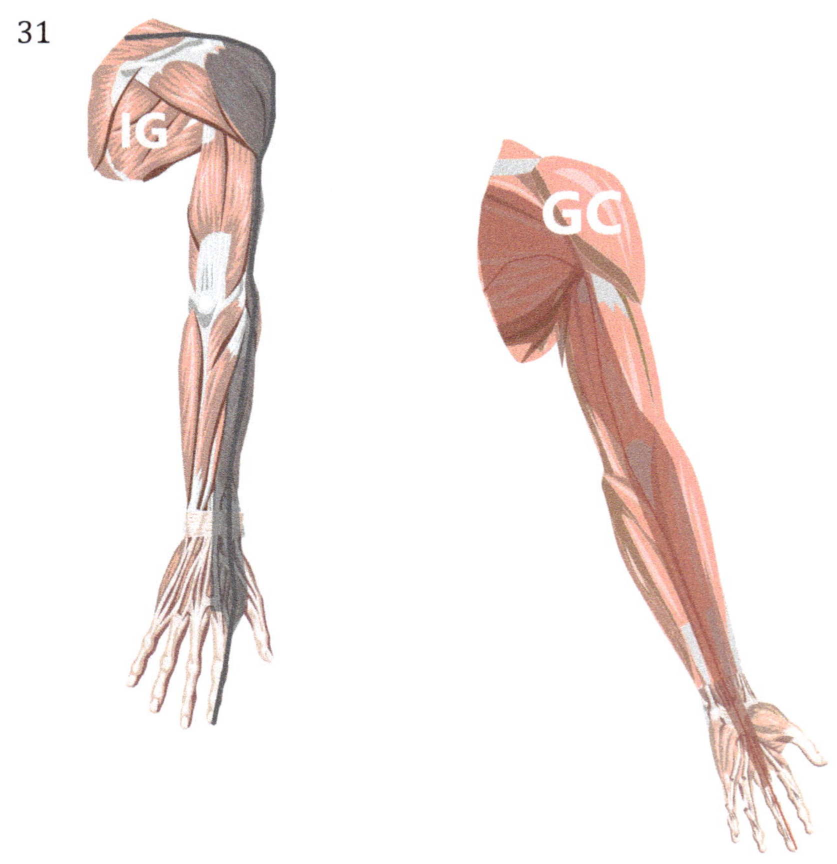

PIERNAS

Con sólo tratar los canales E y H podrá cubrir todas las zonas del rostro. Para la E baje hacia los dedos del pie y para la H suba hacia el cuerpo.

32

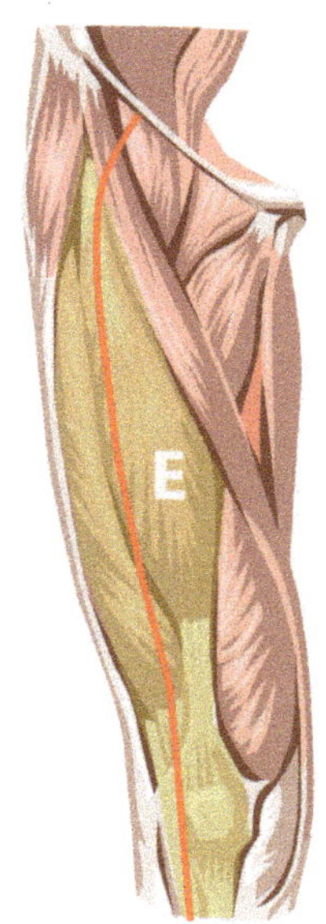

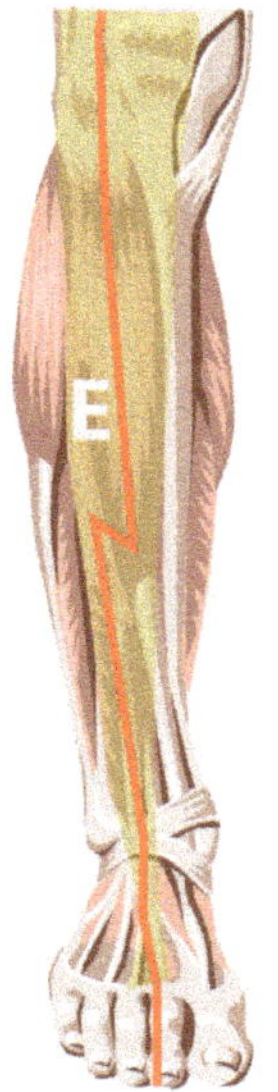

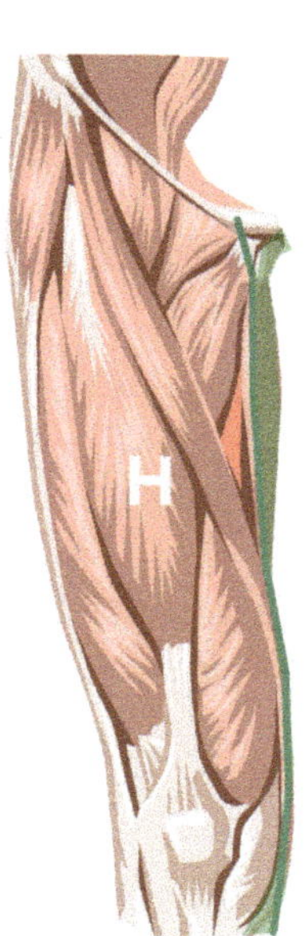

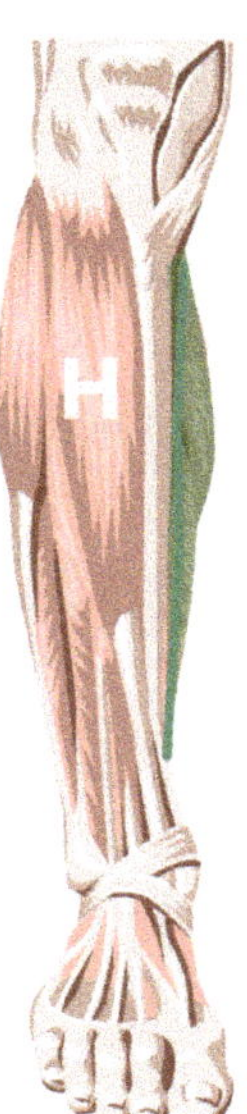

EXPECTATIVAS

En nuestro mundo de gratificación instantánea, la impaciencia es prácticamente epidémico. Queremos que nuestros problemas se resuelvan ya. Envío un mensaje al otro lado del planeta y recibo una respuesta incluso antes de haber podido darle un sorbo a mi café. Navego por Internet a primera hora de la mañana y hago mi compra semanal con un clic. Puedo ver lo que hacen mis amigos a tiempo real en las redes sociales. Nuestras expectativas son instantáneas porque la tecnología ha creado esa posibilidad. El problema es que esto se traslada a otros ámbitos de la vida en los que esas expectativas son más desmesuradas.

Dirijo una clínica de acupuntura en Barcelona y los pacientes suelen acudir con estas expectativas. Si tienen un problema de salud crónico desde hace 20 años, normalmente no mejorará tras un tratamiento, ni dos, ni tres, ni diez. De hecho, la regla general para este tipo de tratamiento de acupuntura es que por cada año que haya tenido el problema, necesitará un mes de tratamiento para resolverlo. Como puede adivinar, esto no es lo que la mayoría de la gente quiere oír. Quieren una solución rápida para algo que les llevó toda una vida. Este es, por supuesto, lo atractivo de la cirugía plástica. La cultura de los «procedimientos» cosméticos encaja a la perfección. ¿Por qué dejar que la naturaleza siga su curso cuando se puede cortar de raíz y cortar, estirar, tirar, chupar y congelar para conseguir un nuevo rostro? Para qué esperar, si incluso puede hacérselo en su hora de descanso.

FRECUENCIA DE LAS SECUENCIAS

Espero que este libro haya servido para explicar por qué este arreglo a corto plazo no puede durar mucho. Su rostro tiene sus propias ideas sobre cómo debe ser, basadas en su estilo de vida, su dieta, su estrés emocional, etc., y volverá a ese estado mientras usted no vea el cuadro completo de cómo su rostro está conectado con la salud de su cuerpo. Si se centra en realizar cambios sobre esta base conectiva, no espere un milagro de la noche a la mañana con una o dos repeticiones de la secuencia. Por supuesto, debería ver cambios sutiles de inmediato a medida que el aumento de la circulación sanguínea atraviesa los tejidos y los músculos, y para algunos esto puede aparecer de una manera mucho más dramática, pero para lograr cambios sostenidos y reales tiene que repetir las secuencias de forma regular. Tres veces a la semana es un buen comienzo. Cualquier cosa menos que esto y no verá los resultados consistentes. Y me atrevo a decirlo. Hace falta un poco de paciencia. Piense en términos de semanas y meses. Tiene que recordar que el objetivo es que se produzcan cambios en el rostro a través de cambios en todo su cuerpo, por lo que debe darle la oportunidad para que funcione.

DISFRUTE LAS SECUENCIAS

No se obsesione demasiado con los canales, puntos y músculos. Se han incluido aquí para ofrecerle un panorama completo para que pueda entender que cuando sugiero el raspado en una área concreta, no estoy sacando las ideas de la nada sino basándolas en teorías sólidas de la medicina oriental y en localizaciones anatómicas establecidas. Cuánto quiera profundizar en esto es su elección, puede saltárselo si lo prefiere y pasar directamente a las secuencias. Los cambios en su rostro no dependen de que comprenda lo que está ocurriendo. Esos cambios se producirán de todos modos. Sólo tiene que seguir las secuencias. Así que relájese. Disfrute. Y póngase a dar raspados.

MÁS INFORMACIÓN

Hay un vídeo curso que acompaña a este libro y se puede encontrar en
www.komorebi-institute.com

Para obtener más información y vídeos sobre Gua sha, visite

- www.youtube.com/c/CliveWitham
- www.clivewitham.com
- www.komorebi-institute.com
- www.facebook.com/guashagroup

O póngase en contacto conmigo directamente en clive@komorebi-institute.com si tiene alguna duda y haré todo lo posible por responderla.

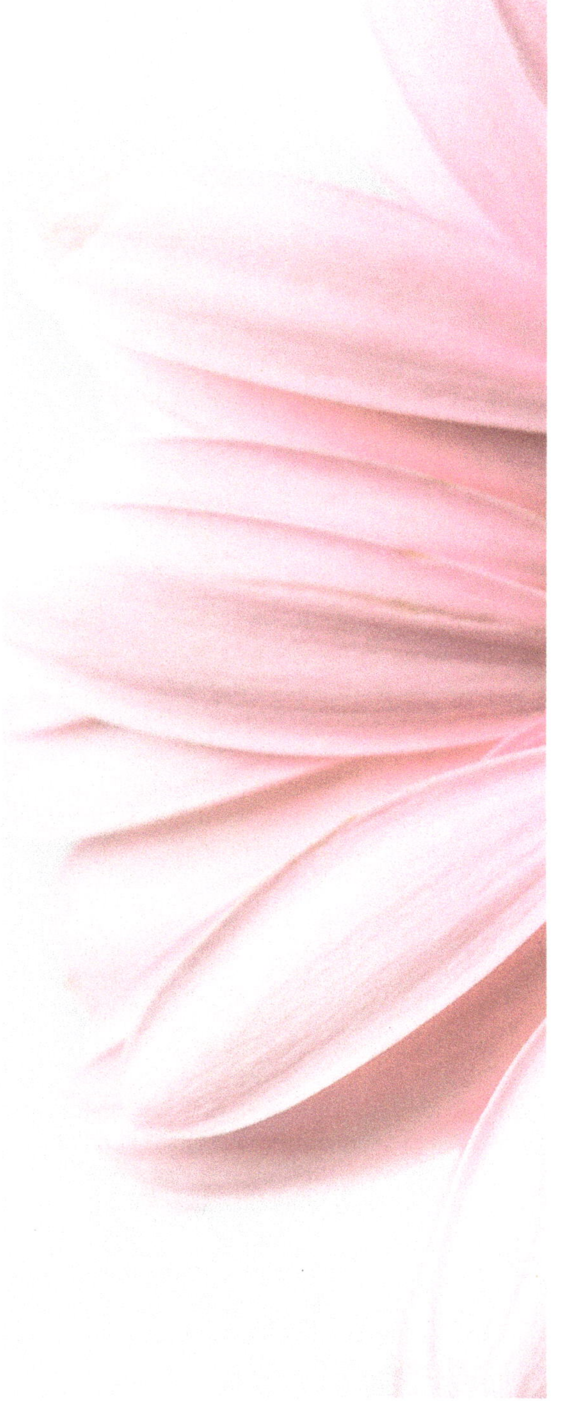

NOTAS

1. ASPS National Clearinghouse of Plastic Surgery Procedural Statistics. 2018 Plastic Surgery Statistics Report. ASPS 2019. www.plasticsurgery.org

2. ISAPS. "International Survey on Aesthetic/Cosmetic Procedures Performed in 2017." International Society of Aesthetic Plastic Surgery, 2018. Accessed 2019.

3. Van Arsdall. Herbs and Healers from the Ancient Mediterranean. Through the Medieval West: Essays in Honor of John M.Riddle. Routledge, 2016.

4. Min Ling. "Research on Cosmetology of Traditional Chinese Medicine." Electrical Engineering, vol. Volume 207, no. Informatics and Management Science IV, 2012, pp. 457-462.

5. Zhang, D. "Computer Models for Facial Beauty Analysis." Springer., 2016.

6. Peron, A. "Photometric study of divine proportion and its correlation with facial attractiveness." Dental Press J Orthod., vol. Mar-Apr, no. 17, 2012, pp. 24-31.

7. Farkas, L. "Vertical and Horizontal Proportions of the Face in Young Adult North American Caucasians: Revision of Neoclassical Canons." Plastic & Reconstructive Surgery, vol. March, no. 75, 1985, pp. 328-337.

8. Zhixin, Li. "Fight aging, blemishes with guasha facial." Beijing Today, vol. May 27, 2011.

9. Nielsen, A. Gua Sha: A Traditional Technique for Modern Practice. Churchill Livingstone, 2013.

10. Qin-yan Xu. "The Effects of Scraping Therapy on Local Temperature and Blood Perfusion Volume in Healthy Subjects." Evidence-Based Complementary and Alternative Medicine, 2012.

11. Wang, Y. Y. "Brief introduction to the functions of points in scraping therapy. Report at 2009 Annual Conference sponsored by China Association of Acupuncture and Moxibustion." Bian stone Forum, 2009, pp. 38–139.

12. Min Ling. Chapter 56 Research on Cosmetology of Traditional Chinese Medicine in W. DU (ed.). 2013. Informatics and Management Science IV, Lecture Notes in Electrical Engineering 207

13. Bridges, L. Face Reading in Chinese Medicine. Churchill Livingstone, 2004.

14. Doshi, D. N. "Smoking and skin aging in identical twins." Arch Dermatol, no. 143, 2007, pp. 1543–1546.

15. Model, D. "Smoker's face: an underrated clinical sign?" Br Med J, no. 291, 1985, pp. 1760–1762.

16. Danby, F. W. "Acne: Diet and acne genesis." Indian Dermatology Online Journal, vol. 2, no. 2-5, 2011.

17. Crane, J. D. Exercise-stimulated interleukin-15 is controlled by AMPK and regulates skin metabolism and aging. Aging Cell,, 2015.

18. University of St.Andrews. "Growing old gracefully." 2010, https://www.st-andrews.ac.uk/news/archive/2010/title,55666,en.php.

19. Meadows, G. "Jodie Kidd reveals the shocking impact sleep deprivation can have on our skin." 2015, http://www.bensonsforbeds.co.uk/sleep-school/does-sleep-deprivation-effect-our-appearance/#_ftnref1.

20. Burgess, J. A. "Does eczema lead to asthma?" J Asthma, vol. Jun, no. 46, 2009, pp. 429-36.

21. Kong, Li. "Association between Psoriasis and Chronic Obstructive Pulmonary Disease: A Systematic Review and Meta-analysis." PLOS ONE, vol. 10 (12), 2015.

22. Lewis, M. B. "Botulinum toxin cosmetic therapy correlates with a more positive mood." J Cosmet Dermatol, vol. 8, no. 24-6, 2009.

23. Xu, J. S. "Effects of electroacupuncture on microcirculation perfusion and infrared radiation track of the body surface." Fujian TCM College, vol. 20, no. 1, 2010, pp. 13–15.

24. Nguyen, H. T. "Age- and fatigue-related markers of human faces: an eye-tracking study." Ophthalmology, vol. 116, 2009, pp. 355–60.

25. Quadflieg, S. "Differential Reliance on the Duchenne Marker during Smile Evaluations and Person Judgments." Journal of Nonverbal Behavior, 2013.

ÍNDICE